Viva Melhor

# ASHTANGA IOGA

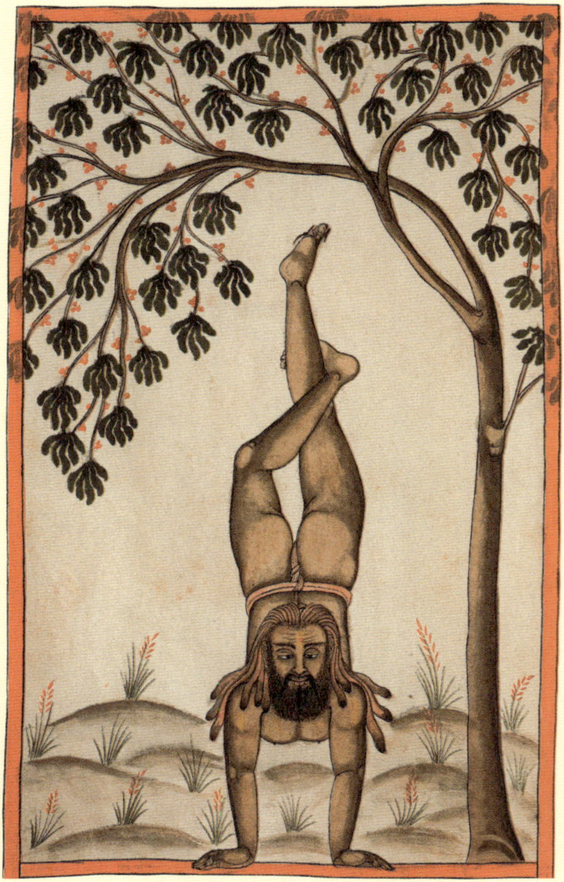

Anton Simmha

Viva Melhor

# ASHTANGA IOGA

Exercícios e inspirações para o seu bem-estar

PUBLIFOLHA

Esta obra foi publicada originalmente no Reino Unido e na Irlanda, em 2003, pela Duncan Baird Publishers, Castle House, Wells Street, 75-76, 6º andar, Londres W1T 3QH



COORDENAÇÃO DO PROJETO: PUBLIFOLHA
Coordenação editorial: Camila Saraiva
Assistência editorial: Adriane Piscitelli
Coordenação de produção gráfica: Soraia Pauli Scarpa
Assistência de produção gráfica: Mariana Metidieri

EDIÇÃO ORIGINAL:
Gerente editorial: Judy Barratt
Editora: Lucy Latchmore
Editora de arte: Manisha Patel
Projeto gráfico: Allan Sommerville
Pesquisa iconográfica: Cecilia Weston-Baker
Fotografias especiais: Matthew Ward

PRODUÇÃO EDITORIAL: ESTÚDIO SABIÁ
Edição: Fernando Wizart
Tradução: Elvira Serapicos
Preparação: Ceci Meira
Revisão: Célia Regina Rodrigues de Lima e Capitu Escobar de Assis
Capa: til
Editoração eletrônica: Pólen Editorial

NOTA DOS EDITORES
Antes de seguir qualquer prática ou conselho sugeridos neste livro, é recomendável consultar um médico, especialmente em caso de problema de saúde ou condição especial que demande atenção. Os editores, o autor e os fotógrafos não se responsabilizam por nenhum dano ou problema decorrente da prática dos exercícios contidos neste livro ou das técnicas e métodos terapêuticos aqui descritos ou mencionados.

**Dados Internacionais de Catalogação na Publicação (CIP)**
**(Câmara Brasileira do Livro, SP, Brasil)**

Simmha, Anton
Ashtanga ioga : exercícios e inspirações para o seu bem-estar / Anton Simmha ; [tradução Elvira Serapicos]. – São Paulo : Publifolha, 2009. – (Viva melhor)

Título original: Live better : ashtanga ioga.
ISBN 978-85-7402-988-7

1. Ashtanga ioga – Técnicas I. Título. II. Série.

08-12057 CDD-613.7046

Índices para catálogo sistemático:
1. Ashtanga ioga : Técnicas 613.7046

A grafia deste livro segue as regras do **Novo Acordo Ortográfico da Língua Portuguesa**.

**PUBLIFOLHA**
Divisão de Publicações do Grupo Folha
Al. Barão de Limeira, 401, 6º andar
CEP 01202-900, São Paulo, SP
Tel.: (11) 3224-2186/2187/2197
www.publifolha.com.br

Este livro foi impresso em dezembro de 2008 pela gráfica Corprint sobre papel offset 120 g/m²

# sumário

# INTRODUÇÃO

Meu caminho para a ashtanga ioga começou no fim da década de 1980, quando eu trabalhava em Londres como artista gráfico. Nessa época, minha maior preocupação eram as festas – a que me dedicava com uma paixão que beirava o exagero. Depois de anos vivendo dessa forma, tinha forçado o corpo até os limites da resistência física. Sabia que precisava mudar radicalmente de estilo de vida, e por isso iniciei uma busca de paz e equilíbrio que seria o início do meu despertar espiritual.

A essa altura, eu já praticava ioga em Londres havia alguns anos, de modo intermitente. Então, de férias em Goa, na Índia, tive a sorte de conhecer um homem extraordinário, chamado Derek Ireland, que me apresentou um tipo de ioga que eu nunca tinha visto: a ioga na forma ashtanga vinyasa!

Inspirado pela visão de Derek a executar essa prática graciosa na praia, senti que "a ficha caiu". De repente percebi que a ashtanga era a solução, se quisesse curar o corpo, a mente e o espírito.

# INTRODUÇÃO

O objetivo deste livro é apresentar a prática e os conceitos da ashtanga vinyasa, com a esperança de que a ioga possa ajudá-lo da mesma forma que me ajudou. Ele pretende constituir uma introdução para principiantes e contém a versão abreviada da série primária – sequência básica da ashtanga ioga.

É importante salientar que esta obra deve servir apenas como ajuda para a prática, fornecendo informações introdutórias sobre o objetivo, as técnicas e os benefícios desse antigo sistema. Ela não deve substituir um professor qualificado.

Antes de tentar fazer qualquer exercício do livro, leia o texto até o fim para ter uma visão geral do assunto. Quando voltar aos exercícios, leia-os duas vezes. Na segunda, visualize-se fazendo cada passo para se lembrar deles depois.

Acima de tudo, siga sempre a regra fundamental: nunca force, nunca exagere, nunca pressione demais. Aprenda a ouvir seu corpo – ele sempre dirá até onde você pode ir.

Boa sorte. *Namaste* – Anton

Capítulo 1

# sobre a ashtanga

A ashtanga vinyasa ioga é uma forma de ioga *hatha* (física, ou hataioga) que, como outras formas físicas, usa posturas e técnicas de respiração como ponto de partida para alcançar um estado de "ioga" ou "união". Esse é o objetivo final de qualquer tipo de ioga e envolve a junção de mente, corpo e espírito de maneira a podermos experimentar a autorrealização ou iluminação.

A ashtanga ioga é única no uso de vinyasas (movimentos sincronizados com respiração), que ligam as posturas de ioga para produzir sequências dinâmicas. Este livro cobre quatro sequências de posturas, que, juntas, compreendem uma forma básica da série primária. Esta é a primeira das seis séries da ashtanga, sendo as outras a série intermediária e as séries avançadas A, B, C e D. A série primária é às vezes chamada de "ioga chikitsa", que significa "terapia da ioga". Esse nome faz referência à natureza curativa da série, que visa a criar um corpo forte, leve e energético e uma mente clara e focada como preparação para as posturas mais exigentes das outras séries.

Neste capítulo delineamos a história, os objetivos e a filosofia da ashtanga ioga, suas técnicas específicas e a variedade de benefícios que elas podem trazer a você – caso queira melhorar o seu condicionamento e flexibilidade ou, em nível mais profundo, buscar mais significado espiritual para sua vida.

## BREVE HISTÓRIA DA ASHTANGA

A ioga é uma tradição viva, que surgiu na antiga civilização védica da Índia por volta de 2800 a.C. Durante séculos, ela foi preservada por gerações de professores, que transmitiram verbalmente o conhecimento a seus alunos. Alguns desses professores desenvolveram estilos próprios de ioga, resultando nas diferentes formas da prática existentes.

A ashtanga vinyasa ioga baseia-se nos ensinamentos de um celebrado guru, Sri T. Krishnamacharya, e se popularizou no fim do século 20 por meio de seu principal praticante e guru da atualidade, Sri K. Pattabhi Jois, de Misore, no sul da Índia.

Pattabhi Jois (ou Guruji, como é conhecido pelos alunos) começou a estudar ioga com Sri T. Krishnamacharya aos 12 anos de idade, em 1927. Conta-se que, na década de 1930, Krishnamacharya estava fazendo uma pesquisa na biblioteca da Universidade de Calcutá quando descobriu um antigo manuscrito em sânscrito, o *Ioga Korunta*, escrito pelo antigo profeta Vamana Rishi. A idade exata desse documento permanece um mistério, mas acredita-se que seja algo entre 2 mil e 5 mil anos.

Com a ajuda de Guruji (também estudioso do sânscrito), Krishnamacharya traduziu essa obra, que revelava o esboço da ashtanga vinyasa – uma forma de ioga baseada em um sistema detalhado de contagem de inspirações e expirações durante as posturas, combinadas com uma sequência ordenada de movimentos. Guruji tornou-se o principal professor desse tipo de ioga e é o fundador do Instituto de Pesquisa da Ashtanga, que realiza pesquisas sobre os benefícios dessa modalidade de ioga para a saúde.

Durante os anos 1960 e 1970, um número cada vez maior de ocidentais viajou para a Índia em busca de formas de vida alternativas. Alguns deles treinaram com Guruji em Misore e na volta introduziram a ashtanga no Ocidente. Desde então, esse tipo dinâmico e fisicamente exigente de ioga tornou-se popular em muitos países do mundo, enquanto as pessoas buscavam abordagens holísticas para a saúde e o condicionamento físico.

# OS OITO ESTÁGIOS DA ASHTANGA

A palavra "ashtanga" vem do sânscrito *ast*, que significa "oito", e *anga*, que é "membro". Refere-se à abordagem sistemática da vida delineada nos *Sutras da Ioga* – importante texto iogue escrito pelo sábio Patañjali entre 200 a.C. e 200 d.C.

Patañjali via os oito estágios da ioga como os ramos interligados de uma árvore. Ássana (*asana*, prática das posturas) e pranaiama (*pranayama*, respiração controlada) são dois desses estágios. Os outros seis são iama (*yama*, ética), niama (*niyama*, autodisciplina), pratiaara (*pratyahara*, controle dos sentidos), daraná (*dharana*, concentração), diana (*dhyana*, meditação) e samádi (*samadhi*, união com o verdadeiro eu). Ao trabalhar um deles, estimulamos os outros a crescer, o que conduz à iluminação.

A ashtanga ioga se concentra inicialmente nos ássanas e no pranaiama (capítulos 2 a 5). Conforme a prática evolui, você pode passar aos seis estágios seguintes (capítulo 6) para estender a ioga para outras áreas da vida.

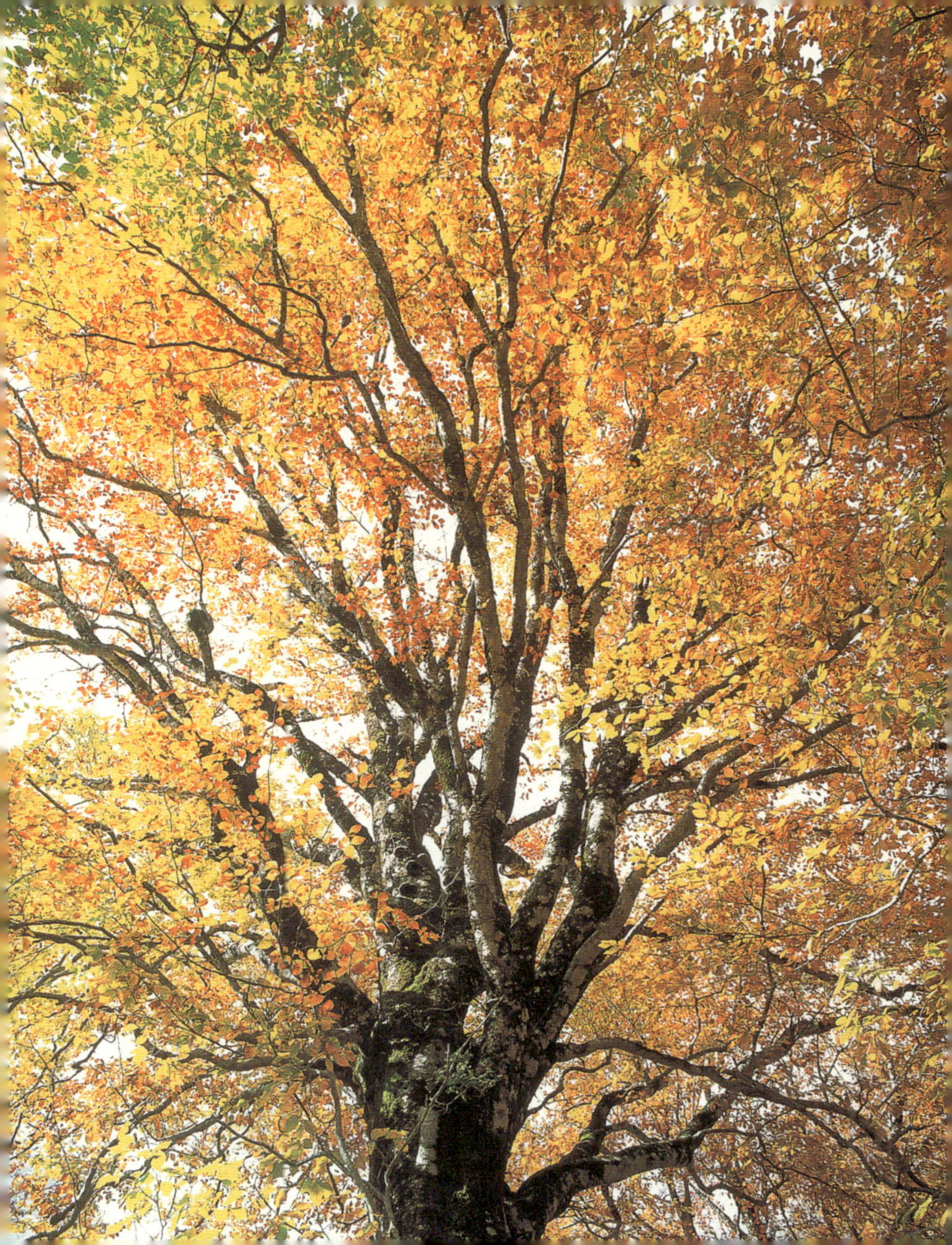

## A BUSCA DO EQUILÍBRIO

Quando crianças, existimos "livremente" – em um estado natural de equilíbrio entre mente e corpo no qual pensamento e movimento parecem não ter costuras. Quando nos tornamos adultos, somos condicionados a nos concentrar nas capacidades mentais, sacrificando as habilidades do corpo, e perdemos o estado natural de equilíbrio.

No movimento e na respiração, ao praticar ioga, restabelecemos o equilíbrio entre corpo e mente. Os antigos iogues explicavam esse realinhamento citando o que chamavam de três "corpos do homem": o corpo físico (Stula), o astral, ou sutil (Sukshma), e o causal (Karana). Cada um desses corpos compreende um ou mais *koshas*, ou "estojos", que são cinco no total. O corpo físico tem apenas um estojo, o alimentar (*annamaya kosha*). O corpo astral compreende três estojos: o vital ou prânico (*pranamaya kosha*), o mental (*manomaya kosha*) e o intelectual (*vijnanamaya kosha*). O corpo causal tem um estojo, o da bem-aventurança (*anandamaya kosha*). Os cinco estojos se encaixam como as camadas de uma boneca russa, um dentro do outro, sendo o *annamaya kosha* o mais exterior e o *anandamaya kosha* o mais interior.

Na prática ashtanga, o objetivo é equilibrar cada um dos corpos e seu estojo correspondente para nos reconectarmos com o *bindu*, a semente do verdadeiro eu que está no centro do *anandamaya kosha*. No início, fazemos isso combinando o ritmo controlado da respiração pranaiama com os movimentos vinyasa da ashtanga para levar o corpo a relaxar, se alongar e se abrir. Isso nos ajuda a seguir com segurança para as posturas, que realinham e fortalecem nossa estrutura esquelética e muscular, estimulam e limpam os órgãos internos e reforçam o fluxo de energia através do corpo como um todo.

Ao concentrar a atenção inteiramente no ritmo da respiração e nos movimentos sincronizados do corpo, aprendemos a acalmar a mente, centrando-a no corpo. Com isso, corpo e mente se tornam um enquanto nos movimentamos para alcançar o estado de "ioga" ou "união".

# O SISTEMA DE ENERGIA DO CORPO

Os antigos iogues descrevem a estrutura do estojo vital (*pranamaya kosha*) como uma rede de canais de energia interligados, a que chamam "anatomia sutil" – um sistema parecido com as redes de meridianos da medicina chinesa. Na tradição iogue esses canais são chamados *nadis* e distribuem o prana (força vital) por todo o corpo.

Acredita-se que existam 72 mil *nadis*. O mais importante é o *sushumna nadi*, um canal prânico central que corre ao longo da coluna, desde o períneo, abaixo da virilha, até o alto da cabeça. Os outros dois *nadis* mais importantes – *ida* e *pingala* – cruzam o *sushumna* em sete pontos-chave (os chacras) e se conectam às narinas da esquerda e da direita. Os chacras são os principais centros de energia do corpo, e sua posição corresponde aos diversos plexos nervosos da medula espinal (ver p. 19). Os chacras distribuem energia por toda a anatomia sutil e podem ser vistos como esferas de luz.

As técnicas de respiração e posturas da ioga ajudam a equilibrar o fluxo de prana. Quando inspiramos de modo controlado pelas narinas, o prana entra pelos *nadis ida* e *pingala*, onde se distribui pelo sistema energético. A prática das posturas estimula o movimento do prana através dos *nadis* e dos chacras, eliminando os bloqueios normalmente causados pelo estresse.

### Os chacras

- O *muladhara*, ou chacra raiz, é vermelho e fica no períneo, na base da coluna. Simboliza nossa ligação primitiva com o elemento terra. Quando nos concentramos nele, fincamos os pés no chão, o que nos dá uma sensação de segurança.
- O *swadhisthana*, chacra sacral, é cor de laranja, localiza-se pouco acima dos genitais e simboliza nosso lugar de origem. Sua energia governa a sexualidade e a criatividade, e corresponde ao elemento água.
- O *manipura*, chacra do plexo solar, é amarelo e fica atrás do umbigo, em nosso centro. Liga-nos à energia do sol e dá ímpeto a todas as nossas ações – é a fonte da força de vontade. Também tem correlação com o elemento fogo: quando nos concentramos no *manipura*, podemos ativar nosso *agni*, ou "fogo interno".

- O chacra *anahata* (coração), verde, fica perto do coração, no centro do peito. É o centro emocional do corpo – sede do amor incondicional e da compaixão – e se relaciona com o elemento ar.
- O chacra da garganta, azul, é *vishuddha*, que significa pureza. Localizado na base do pescoço, é o centro da expressão e do conhecimento, governado pelo éter.
- O chacra lilás do "terceiro olho" é *ajna*, que quer dizer "olho interior", e fica no centro da testa, pouco acima das sobrancelhas. É o centro da visão espiritual, governa os processos do pensamento intelectual e liga-nos à sabedoria do cosmo.
- O chacra da coroa, no alto da cabeça, é *sahasrara*, que significa "mil pétalas". É representado por uma flor de lótus totalmente desabrochada e acredita-se que irradie mil raios de luz a partir de seu centro. A meditação nesse chacra, que conecta à consciência universal, leva-nos à compreensão do nosso verdadeiro eu.

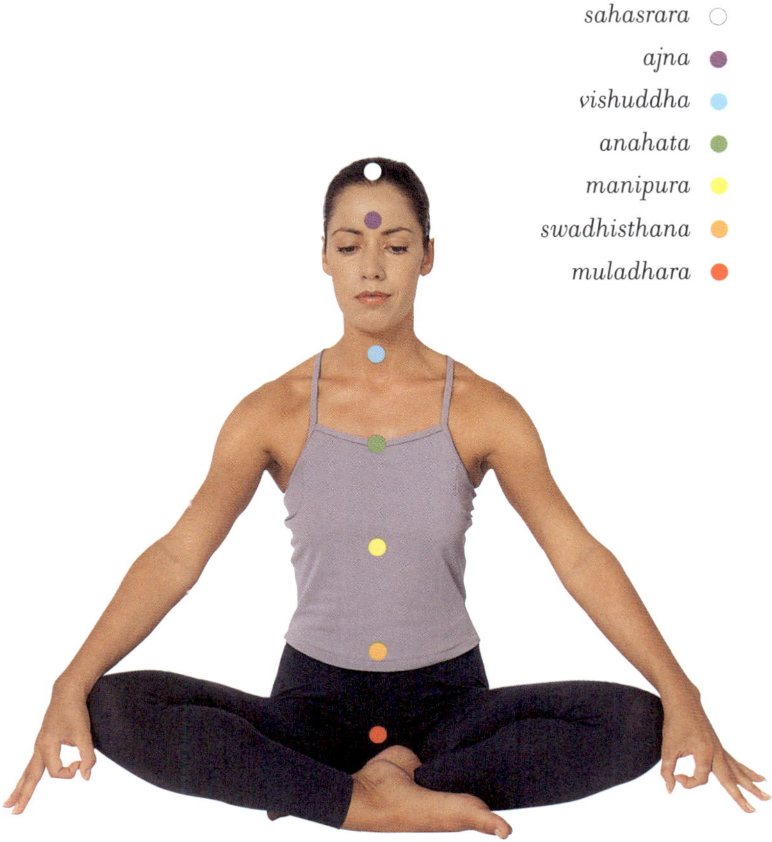
*sahasrara*
*ajna*
*vishuddha*
*anahata*
*manipura*
*swadhisthana*
*muladhara*

# O SISTEMA VINYASA

É o sistema vinyasa que torna única a ashtanga vinyasa ioga. O termo "vinyasa" se refere aos movimentos sincronizados com a respiração que ligam as posturas de ioga, criando um "fluxo dinâmico" durante a prática. Essa fluidez de movimento e respiração diferencia a ashtanga de outras formas de hataioga, em que há um descanso entre as posturas.

Uma das principais funções do sistema vinyasa é gerar um calor intenso, *agni*, no interior dos órgãos internos, que depois vai permear o resto do corpo. Os benefícios desse calor são dobrados: primeiro, é profundamente purificador e induz o corpo a liberar as toxinas na forma de suor através da pele; em segundo lugar, leva o corpo a se tornar mais maleável, como um metal aquecido, e possibilita que se alongue com riscos mínimos de lesão.

## O movimento vinyasa

O movimento vinyasa é, na verdade, uma sequência de movimentos. O vinyasa em si é baseado na saudação ao sol A (pp. 38-41), sequência geralmente executada várias vezes no início da sessão de ioga. Além de aquecer o corpo, essa prática nos ajuda a desenvolver força e estâmina na parte superior do tronco, e também a realinhar as estruturas esqueléticas e musculares depois de cada postura. Para principiantes, o vinyasa pode parecer muito difícil no início, por isso o omiti entre as posturas em pé (com exceção da sequência do guerreiro, pp. 66-71) e incluí uma versão modificada do meio vinyasa (pp. 76-7), para ser praticada depois de cada postura sentada (ou depois de cada lado de uma delas, quando você se sentir apto).

## A respiração vinyasa

A técnica sincronizada de respiração, usada nos movimentos vinyasa e nas posturas que os ligam, se chama *ujjayi*, que significa "vitorioso". O objetivo é sustentar essa forma de respiração durante toda a prática, sincronizando cada movimento com a inspiração ou com a expiração. Em cada caso, o impulso para o movimento tem origem na respiração. Os exercícios dos capítulos 2 a 5 explicam como os vários movimentos se unem com a respiração.

Quando praticamos a respiração *ujjayi*, criamos um som único na parte posterior da garganta, similar ao de ondas distantes. Podemos criar esse som respirando pelas narinas, suavizando o palato e estreitando a epiglote (abertura no fundo da garganta). Esse estreitamento captura a respiração momentaneamente, permitindo o controle sobre a respiração ao entrar e sair de nossos pulmões. O objetivo é manter cada inspiração e cada expiração idênticas em termos de duração e de esforço. Com isso, a respiração se torna mais circular, pois as pausas naturais diminuem, criando uma respiração ondulante sem distinção real entre inspiração e expiração.

Para experimentar seu próprio som *ujjayi*, sente-se em uma posição confortável, coloque as mãos sobre as orelhas e inspire, depois expire, exalando de modo audível com a boca aberta. Isso produzirá um som do tipo "ahhh" ou "haaa". Quando conseguir isso, feche a boca e respire pelo nariz, mas continue a fazer os sons "ahhh" ou "haaa" com uma leve contração no fundo da garganta. Respire normalmente – você está tentando criar uma respiração uniforme e relaxada, por isso não encha o peito nem force a expiração. Deixe que toda a caixa torácica se abra ao respirar para a frente, para os lados e para trás da parte de cima do peito, expandindo os pulmões totalmente. Ao fazer isso, tente manter o abdômen firme e flexível, levemente delineado para dentro e para cima, mas sem rigidez. Isso criará uma ponte de apoio para os órgãos internos durante a prática.

Quando começar a praticar a ashtanga ioga, você provavelmente vai descobrir que sua atenção estará mais ocupada em seguir a sequência de movimentos de cada exercício. No entanto, quando eles se tornarem mais familiares, você poderá voltar a atenção para a sincronização dos movimentos com a respiração. Tente se concentrar nos sons da respiração *ujjayi*, como se fosse um mantra. Isso transformará a prática em uma meditação em movimento que aquietará pensamentos e emoções, aumentando a consciência interna.

## OS BANDHAS

À medida que se familiarizar com os movimentos e a respiração vinyasa, procure incorporar os *bandhas* na prática de ioga. *Bhanda* significa "fechar, prender ou lacrar", em sânscrito. Em termos de ashtanga ioga, os *bandhas* são fechaduras internas criadas pela contração suave dos músculos em áreas específicas do corpo. Funcionam como válvulas, trabalhando para conter e dirigir o prana para cima através dos *nadis* da anatomia sutil. A sustentação desses fechos proporciona a energia extra necessária para manter a força viva de uma prática de ashtanga e ajuda a conter o calor gerado pelos vinyasas. Em termos físicos, os *bandhas* sustentam a lombar e os órgãos internos, além de auxiliar a respiração *ujjayi*.

Há três *bandhas* na ashtanga: *moola bandha*, ou fechadura da raiz, *uddiyana bandha*, ou fechadura do baixo abdômen, e *jalandhara bandha*, fechadura da garganta. O *mula bandha*, na base da coluna, é responsável pela retenção do prana dentro do corpo. Você pode localizá-lo contraindo os músculos do esfíncter anal no final da expiração. Quando se tornar mais sensível nessa área, perceberá que sua consciência muda levemente para a frente, para o períneo, pouco abaixo dos genitais.

O *uddiyana bandha* é alcançado na região do baixo abdômen. Quando sustentado, o prana é levado a fluir para cima através dos *nadis* da anatomia sutil. Para localizar essa fechadura, contraia o abdômen puxando os músculos para cima e para trás, na direção da coluna, ao fim de uma respiração, quando os pulmões estiverem vazios. Continue segurando o abdômen na posição ao inspirar – seu objetivo é encontrar uma quietude suave, que você possa manter em sua prática, na parte de baixo da barriga.

O *jalandhara bandha* é o fecho da garganta, acionado com a prática de técnicas de pranaiama. Deve ser praticado apenas com supervisão qualificada.

Não é fácil captar a sutileza dos *bandhas* sem a ajuda de um professor, mas com o tempo você descobrirá que não são difíceis de localizar e manter durante a ioga. Quando conseguir, perceberá que eles podem transformar sua prática, dando-lhe a força interna e a leveza que marcam cada momento.

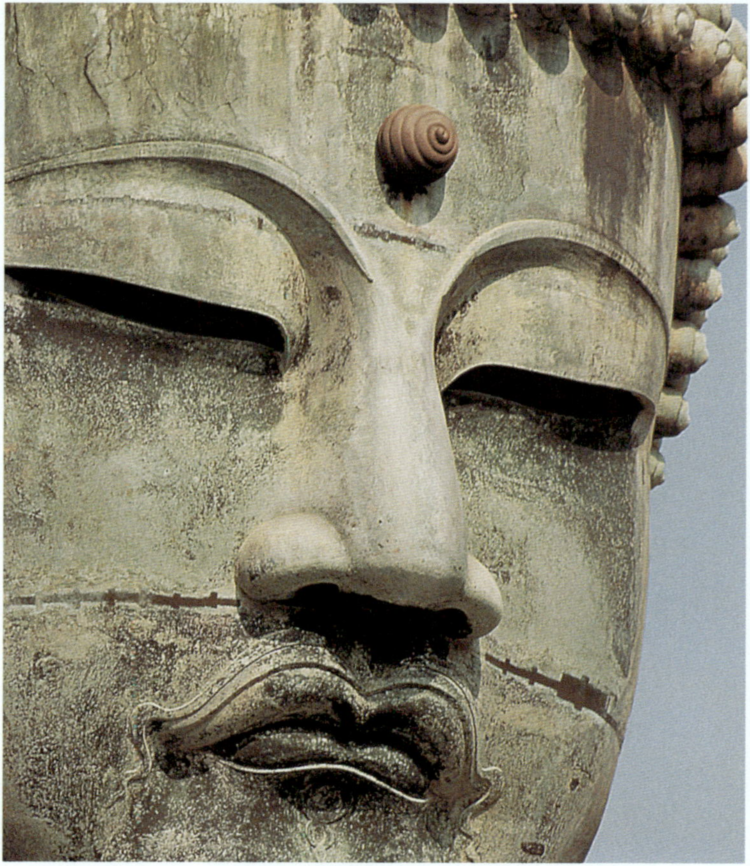

## OS DRISHTIS

Em cada um dos exercícios do livro, você verá que, enquanto mantém a postura, deve observar certos pontos do seu corpo e do ambiente. Esses pontos são os *drishtis*. Concentrando-se neles durante a prática, você evitará que seus olhos fiquem vagando pelo ambiente. Isso ajuda a mente a se concentrar e desenvolver um foco interior mais profundo no corpo: sobre a ação da respiração *ujjayi*, sobre os movimentos físicos das posturas, sobre as contrações musculares dos *bandhas* e quaisquer sensações que surjam durante a prática.

Na ashtanga ioga há nove *drishtis* (mencionados nos exercícios). São: a ponta da língua (*nasagrai*); os polegares (*angusta ma dyai*); o "terceiro olho" (*broomadhya*), no meio da testa, pouco acima das sobrancelhas; o umbigo (*nabi*); a direção do céu (*urdhva*); a mão (*hastagrai*); as pontas dos pés (*padhayoragrai*); a extrema esquerda (*parsva*); e a extrema direita (*também parsva*).

## ATITUDES DURANTE A PRÁTICA

Para aproveitar todos os benefícios da ioga, é importante cultivar atitudes saudáveis em sua prática. A ashtanga é uma forma de ioga que exige muito, fisicamente; por isso, é importante desenvolver a sensibilidade em relação ao próprio corpo para garantir uma prática segura, ajudando a encontrar e manter o alinhamento postural correto e a evitar a sobrecarga dos músculos.

Antes de começar a sessão de ioga, preste atenção ao corpo, verificando se há regiões tensas ou doloridas. Em caso positivo, você talvez tenha de adaptar a prática para evitar posturas que possam agravar essa condição. Embora um dos motivos para se dedicar à ioga seja desafiar a si próprio, precisamos fazer isso sem nos machucar nem causar dor. Portanto, devemos estar conscientes de nossos limites em cada postura. Quando conseguir relaxar em uma postura, você descobrirá o que é "limite mínimo" e "limite máximo". O limite mínimo é o ponto em que você sente pela primeira vez o alongamento em uma postura. O limite máximo é seu "ponto de rendição"

– o máximo que consegue se alongar antes de ir contra a resistência natural do corpo. Se forçar o corpo além desse ponto. talvez sinta dor ou desconforto e corra o risco de se machucar. Em vez disso, procure relaxar na posição e concentre-se na respiração. Essa é a "entrega à postura" ("rendendo-se à respiração") e permite que o corpo expanda os limites naturais segundo seu próprio ritmo, sem causar dano.

Permitindo que a sabedoria do seu corpo controle a prática, você irá além dos desejos e expectativas do ego, que procura levar o corpo a extrapolar para obter conquistas imediatas. Será mais benéfico concentrar-se na condição atual do corpo, permitindo que relaxe e se abra por iniciativa própria.

Essa atitude de paciência também é essencial em relação à mente Durante a prática, você talvez perceba que sua atenção está vagando. Tente evitar a frustração e volte a se concentrar na respiração. Isso aquietará a atividade mental, recolocando-o no presente e em seu corpo.

# PONTOS ESSENCIAIS PARA A PRÁTICA

1 Espere pelo menos duas horas após uma refeição pesada para praticar ioga, e na primeira hora após a sessão coma apenas coisas leves. Durante a prática, beba o mínimo possível, apenas alguns goles de água, se precisar.

2 Se possível, dedique um horário fixo para a prática. O ideal é que seja a primeira atividade da manhã; se não for possível, escolha o horário mais conveniente.

3 Procure praticar regularmente. Lembre-se de que pouco e sempre é melhor do que sessões mais longas mas irregulares.

4 Pratique ioga em um lugar aquecido, para manter o aquecimento interno do corpo, evitando que os músculos fiquem frios e diminuindo os riscos de lesão.

5 Crie um ambiente acolhedor, para relaxar. Acenda algumas velas ou queime um pouco de incenso.

6 Tente minimizar as distrações durante a prática. Escolha um quarto silencioso e desligue o celular e outros aparelhos.

7 Use roupas leves, soltas e confortáveis; tire sapatos e meias, o relógio e qualquer joia ou bijuteria.

8 Compre uma esteira de ioga, para praticar em uma superfície segura.

9 Ao fazer a ashtanga ioga pela primeira vez, vá com calma. Comece pela saudação ao sol da sequência de aquecimento, seguida das posturas para acalmar da sequência final. Incorpore aos poucos as sequências em pé e as posturas sentadas, quando sentir o aumento da força e da estâmina.

10 Use a respiração como guia. Se ela se acelerar, é porque você está forçando. Pare e relaxe um pouco. Restabeleça o ritmo uniforme da respiração antes de continuar.

11 Se sentir fraqueza ou tontura, pare e descanse.

12 Procure uma escola de ioga perto de sua casa. Isso será importante para melhorar a prática.

13 Se estiver grávida, tiver algum problema de saúde ou não se sentir bem, consulte o médico antes de fazer ioga sem supervisão.

14 Divirta-se!

... Nosso ontem é sonho,
nosso amanhã, meras visões,
mas o hoje bem vivido transforma
o ontem em um sonho alegre
e cada amanhã em uma visão de promessa...

ATRIBUÍDO A KALIDASA

POEMA SÂNSCRITO "A SAUDAÇÃO DO NASCENTE" (SÉCULO 5º D.C.)

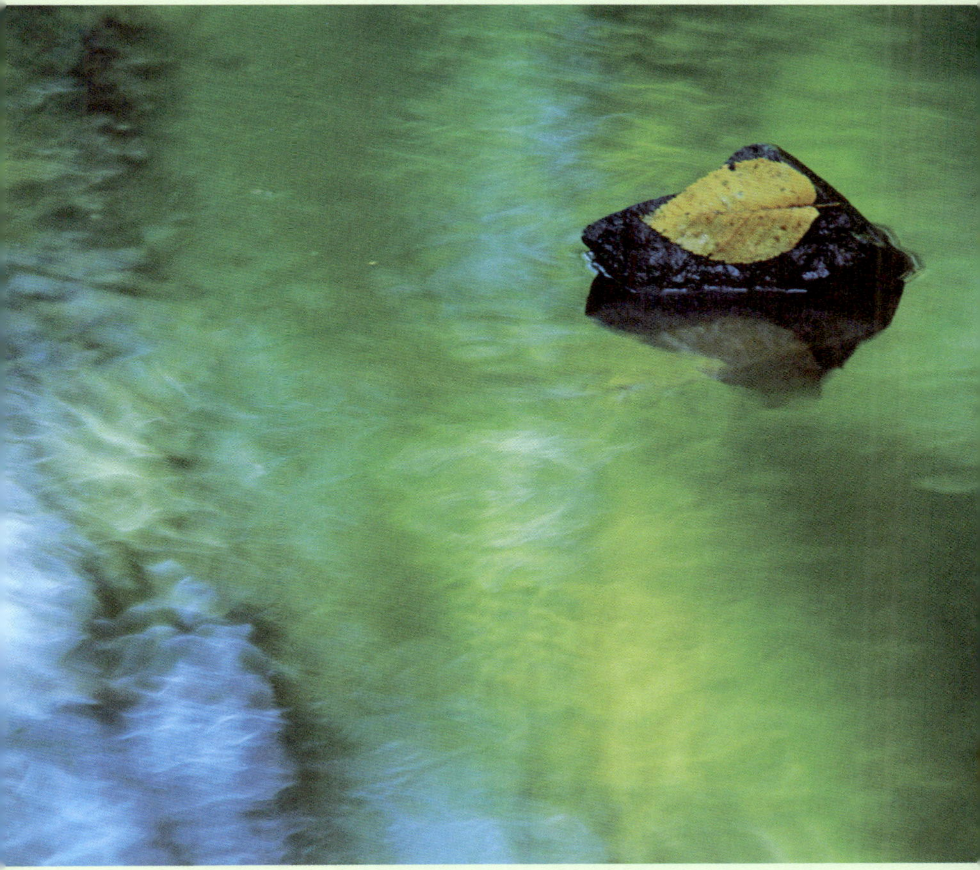

Capítulo 2

# sequência de aquecimento

A sequência de aquecimento compõe-se de dois conjuntos de movimentos: saudação ao sol A e saudação ao sol B. Eles são repetidos várias vezes no início da prática e mais para a frente, com mudanças. As saudações ao sol têm uma série de movimentos sincronizados com a respiração *ujjayi*, formando a base do vinyasa (pp. 20-23). No início da prática de ashtanga, serve para produzir o *agni*, ou calor interno, dentro do corpo e aumentar a flexibilidade. Isso permite alongar o corpo com segurança e eficiência nas sequências de posturas sem forçar os músculos nem causar lesões aos ligamentos e tendões.

A sequência de aquecimento é a pedra fundamental da prática da ashtanga. Também é a base de treinamento perfeita para principiantes, pois ensina a conectar a respiração e os movimentos do vinyasa. Nas primeiras vezes em que praticar a sequência de aquecimento, concentre-se em aprender a sequência de saudação ao sol A antes de tentar a saudação B, mais complexa. Para começar, faça três vezes cada saudação ao sol, aumentando as repetições para cinco quando melhorar sua flexibilidade e preparo físico.

Tente praticar as saudações ao sol de manhã, antes do café – elas aumentarão seus níveis de energia e concentração pelo resto do dia.

O Senhor do Amor está fora,
mas também dentro de nós.
Não é nascido, não tem corpo ou
mente, nome ou forma.
No entanto, é a fonte de tudo:
espaço, ar, fogo, água e terra –
os elementos que formam a vida.

UPANIXADE MUNDAKA (SÉCULO 5º A.C.)

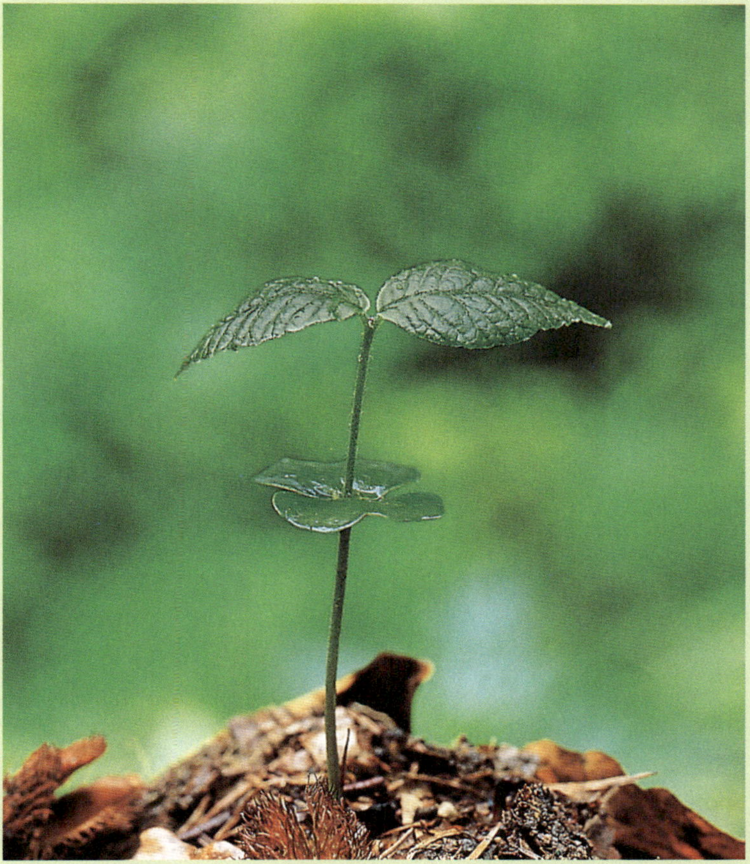

# SAUDAÇÃO AO SOL A

## Surya Namaskara A

Fique em postura de prontidão (*samasthiti*), com os pés juntos, braços nas laterais e ombros relaxados. Inicie a respiração *ujjayi* uniforme e relaxada.

1 Inspirando, levante os braços pelas laterais e leve-os para cima da cabeça, juntando as palmas das mãos. Olhe para cima, na direção dos polegares.

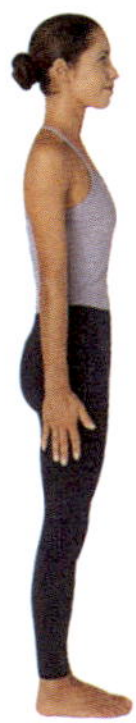

postura de prontidão

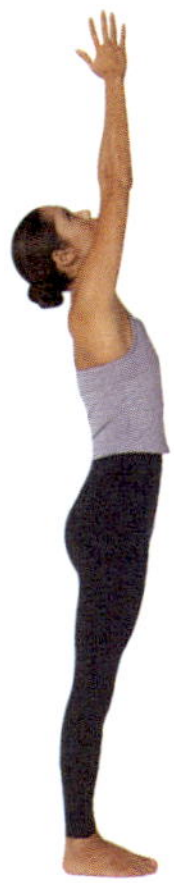

1

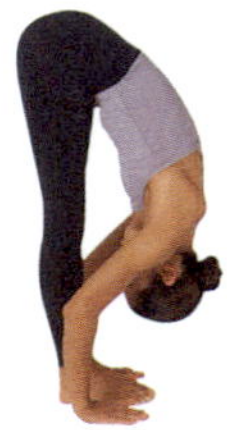

2

2 Expirando, dobre-se para a frente na altura do quadril, levando a cabeça na direção das canelas e colocando as mãos no chão de cada lado dos pés (ou nos tornozelos ou nas canelas).

3 Inspirando, alongue a coluna e olhe para cima esticando os braços, mas mantendo as pontas dos dedos no chão.

4 Expirando, dobre os joelhos e transfira o peso para as mãos, pulando ou dando um passo atrás (com os braços retos) e assumindo a posição de flexão. (As pernas devem estar retas e os ombros, acima dos pulsos.) Continuando o movimento, dobre os braços, abaixando o corpo até quase encostar o queixo no chão, com os cotovelos perto das laterais. Olhe para a frente.

*(continua)*

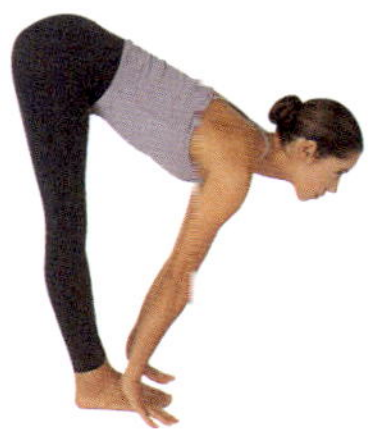

3

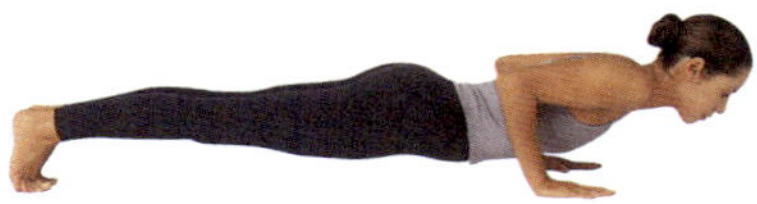

4

5 Inspirando, vire as pontas dos pés de forma que a parte de cima deles encoste no chão. Estique os braços, com o peito entre as mãos. Com os ombros abaixados, levante o peito. Erga a cabeça e olhe para cima.

6 Expirando, empurre o corpo para trás com os braços, apoie novamente os pés no chão e levante o quadril, na postura do cachorro com a boca para baixo. As mãos devem ficar separadas na largura dos ombros, com o dedo do meio apontando para a frente, e os pés na largura do quadril. Alongue a coluna e pressione levemente para baixo. Recolha o queixo e olhe na direção da virilha ou do umbigo. Mantenha a posição durante 5 respirações completas (inspirando e expirando 5 vezes).

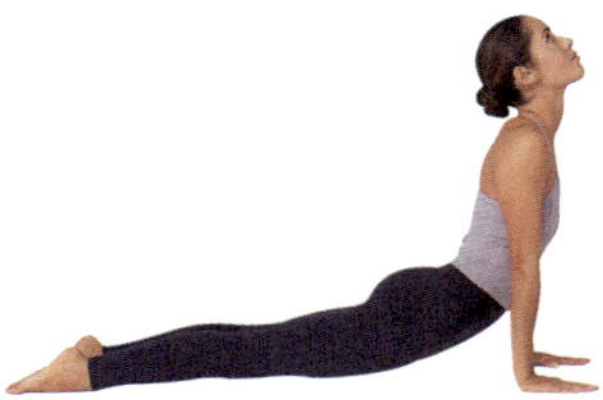

5

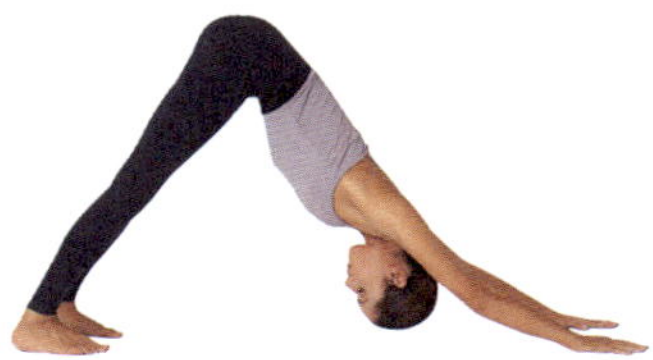

6

7 Inspirando, pule ou caminhe na direção das mãos. Mantenha as pontas dos dedos no chão enquanto alonga a coluna e olha para cima.

8 Expirando, dobre-se a partir do quadril, levando a cabeça até as canelas e soltando a coluna.

9 Inspirando, levante o tronco e os braços, juntando as palmas das mãos acima da cabeça. Olhe para cima na direção dos polegares. Expire, abaixando os braços pelas laterais. Faça toda a sequência 5 vezes.

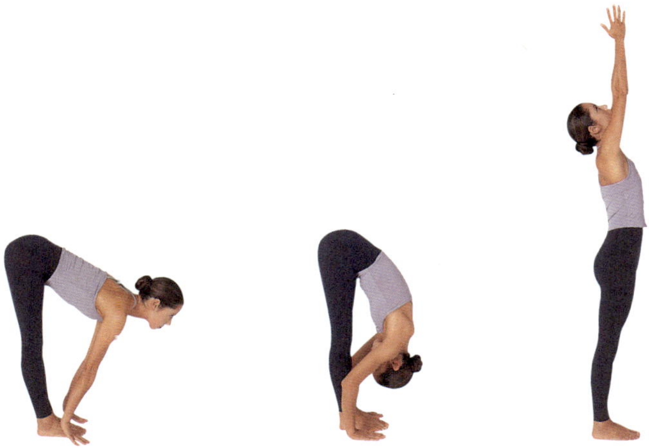

7 8 9

# SAUDAÇÃO AO SOL B

## Surya Namaskara B

1 Comece na postura de prontidão em pé. Inspirando, dobre os joelhos e erga os braços acima da cabeça, juntando as palmas das mãos e olhando para os polegares.

2 Expirando, estique as pernas e dobre-se para a frente a partir do quadril, levando a cabeça até as canelas e colocando as mãos no chão de cada lado dos pés (ou nos tornozelos ou nas canelas).

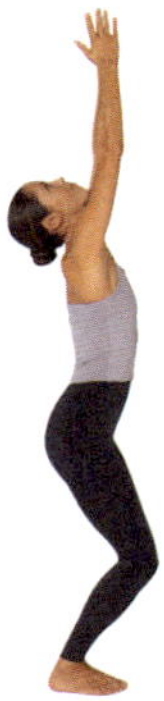

1

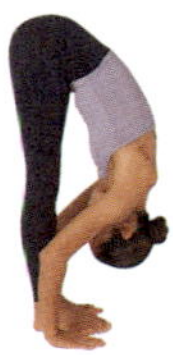

2

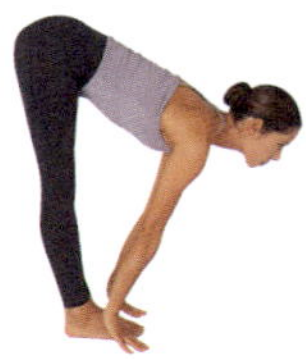

3

3 Inspirando, alongue a coluna e olhe para cima, esticando os braços, com as mãos no chão.

4 Expirando, pule ou dê um passo para trás, para a posição de flexão. Dobrando os braços, abaixe o corpo até quase tocar o chão com o queixo e olhe para cima.

5 Inspirando, vire os dedos dos pés e estenda os braços, trazendo o peito entre as mãos. Com os ombros baixos, erga o peito e olhe para cima.

6 Expirando, apoie-se nos braços e jogue o corpo para trás, volte a apoiar as solas do pés no chão e erga o quadril, na postura do cachorro com a boca para baixo.

*(continua)*

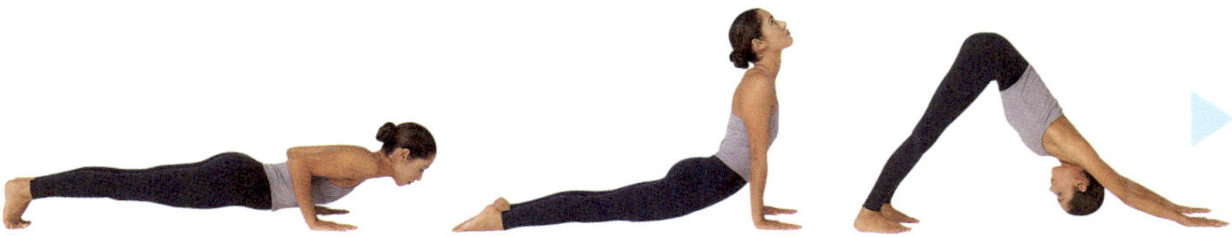

4 5 6

7 Inspirando, vire o pé esquerdo para fora a 45° e coloque o pé direito à frente, entre as mãos. Continuando a inspiração, erga o tronco, levantando os braços acima da cabeça e juntando as palmas das mãos. Olhe para os polegares.

8 Expirando, abaixe as mãos até o chão e volte a colocar o pé direito atrás, ao lado do esquerdo, na posição de flexão. Dobrando os braços, abaixe suavemente o corpo até quase tocar o solo com o queixo e olhe para a frente.

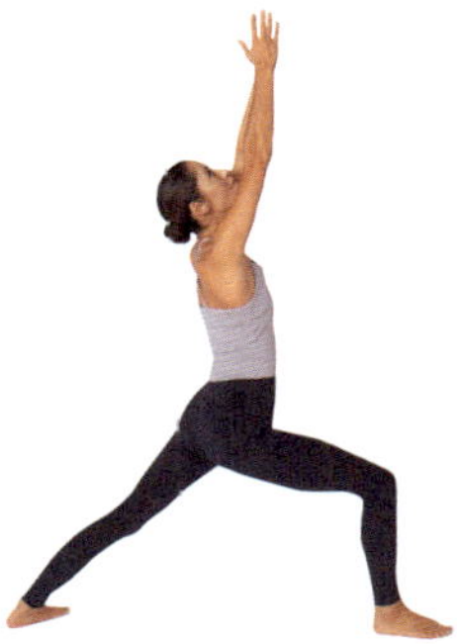

7

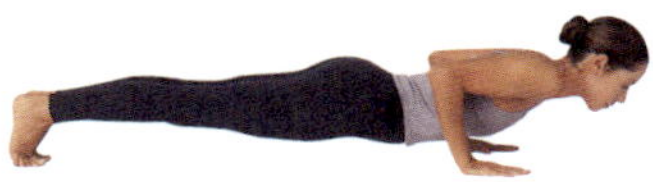

8

9 Inspirando, apoie o peito dos pés no chão e estique os braços, trazendo o peito para a frente, entre as mãos. Mantenha os ombros baixos, erga o peito e olhe para cima.

10 Expirando, apoie-se nos braços para se levantar, apoie-se nas solas dos pés novamente e erga o quadril, na postura do cachorro de boca para baixo.

11 Inspirando, vire o pé direito para fora a 45° e coloque o pé esquerdo à frente, entre as mãos. Continuando a inspiração, erga o peito, levantando as mãos acima da cabeça e juntando as palmas. Olhe para os polegares.

*(continua)*

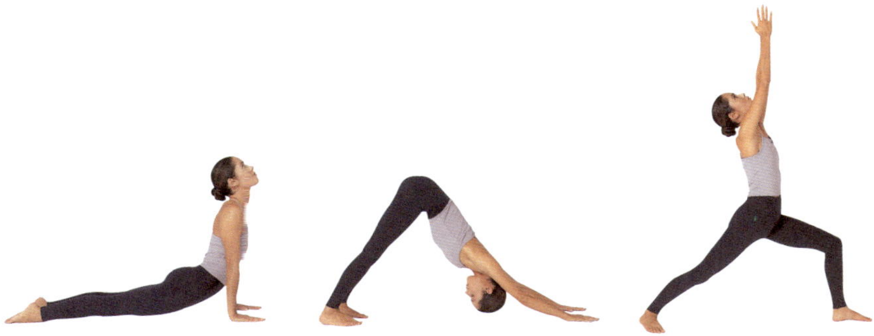

9 10 11

12 Expirando, abaixe as mãos até o chão, coloque o pé esquerdo atrás, junto do direito, e fique em posição de flexão. Dobrando os braços, abaixe o corpo até quase encostar o queixo no chão e olhe para a frente.

13 Inspirando, vire os dedos dos pés e estique os braços, trazendo o peito para a frente, entre as mãos. Com os ombros baixos, erga o peito e olhe para cima.

14 Expirando, apoie-se nos braços para erguer-se, apoie as solas dos pés no chão e levante os quadris, na posição do cachorro com a boca para baixo. Alongue a coluna e olhe para a virilha ou o umbigo. Segure e respire 5 vezes.

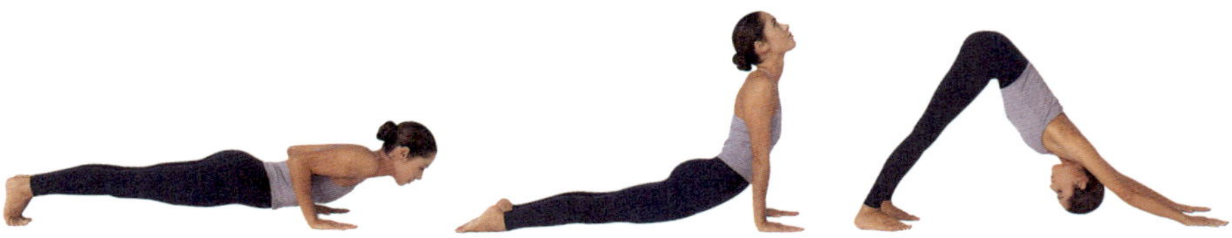

12 13 14

15 Inspirando, pule ou caminhe em direção às mãos, mantendo-as embaixo enquanto alonga a coluna e olha para cima.

16 Expirando, dobre-se para a frente na altura do quadril, levando a cabeça na direção das canelas e soltando a coluna.

17 Inspirando, dobre os joelhos antes de erguer o tronco e os braços, juntando as palmas das mãos acima da cabeça. Olhe para os polegares. Expirando, volte à postura de prontidão. Faça toda a sequência 5 vezes.

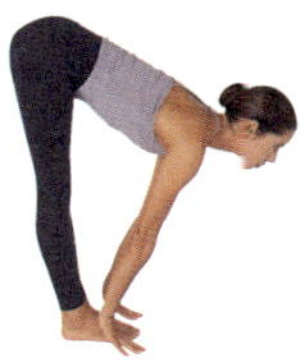

15

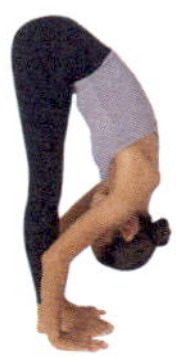

16

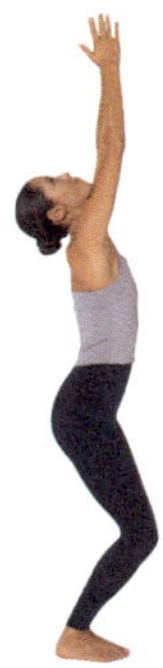

17

Corpo e respiração, essência e energia são apenas um:
quando o corpo não se mexe, a essência não
consegue fluir;
quando a essência não consegue fluir, a energia
fica estagnada.

SUN SSU-MO, MÉDICO TAOÍSTA DA DINASTIA TANG
(581-681 D.C.)

Todas as criaturas vivas dependem da respiração,
pois ela é a própria força que sustenta a vida,
o que determina quanto tempo todos poderão viver.
Aqueles que respeitarem a respiração como uma
bênção do Senhor viverão
para completar todo o seu tempo de vida.

UPANIXADE TAITTIRIYA (SÉCULO 5º A.C.)

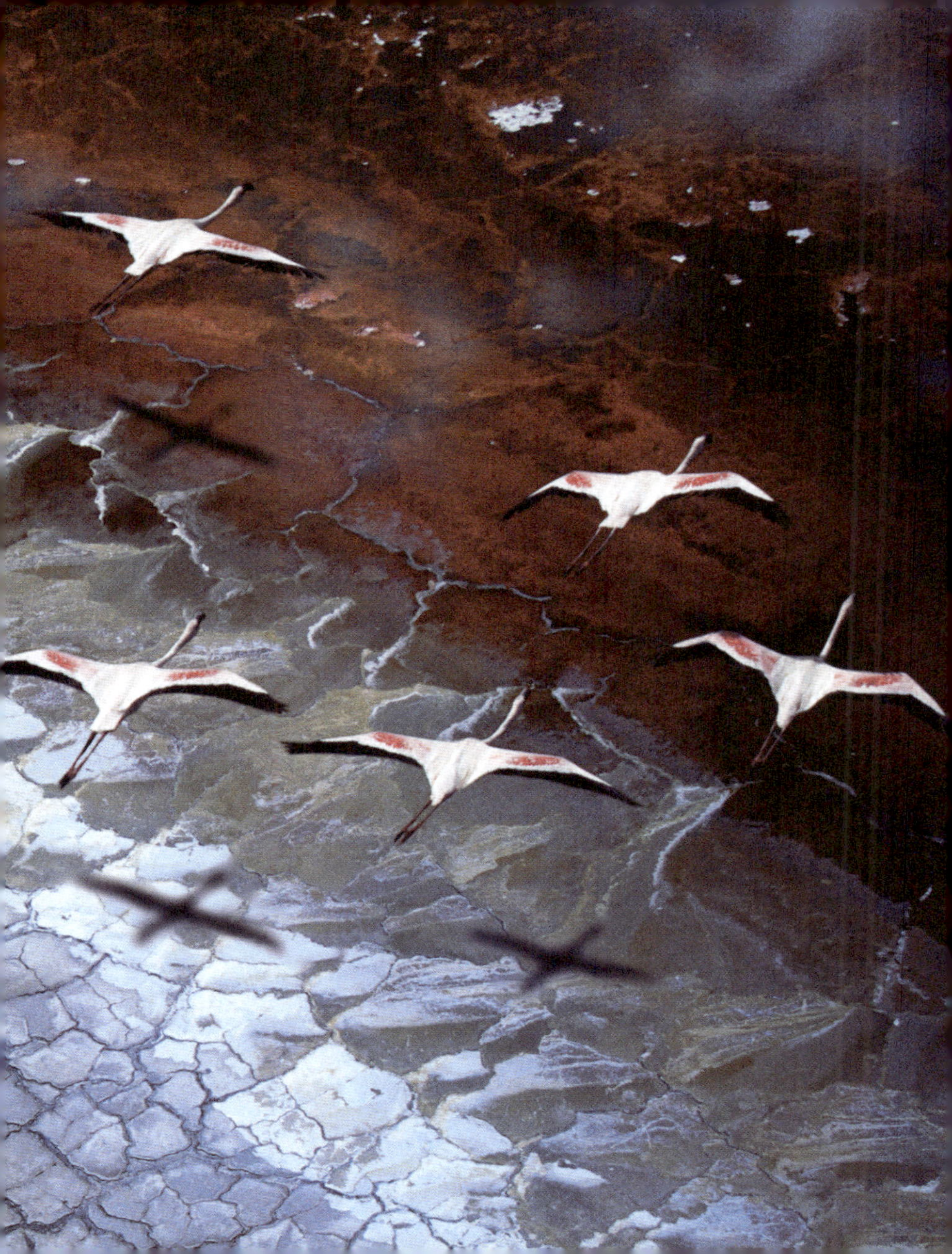

Capítulo 3

# sequência em pé

Depois de completar as sequências da saudação ao sol, seu corpo deverá estar aquecido e você talvez tenha começado a transpirar. Esse é o estado ideal para iniciar as posturas em pé, que continuam o processo de abertura do corpo, soltando as juntas e alongando os músculos em nível mais profundo.

As posturas em pé propiciam o desenvolvimento da força e do equilíbrio em todo o corpo. Ao praticá-las, preste atenção especial aos pés, pois eles são a sua base, o ponto de contato com a terra. Espalme as solas dos pés e abra os dedos para ampliar sua base – isso vai melhorar a estabilidade e a força das posturas. Se sentir falta de equilíbrio, verifique o alinhamento dos pés e, se necessário, corrija sua posição.

Cada postura da sequência em pé começa com *samasthiti*, a postura de prontidão (ver p. 38). Ao praticar as posturas pela primeira vez, concentre-se no aprendizado das posições e movimentos de início e fim de cada postura. Quando estiver mais familiarizado com a sequência, poderá começar a ligar esses movimentos com a respiração *ujjayi*, lembrando que a respiração deve sempre puxar o movimento. Os *bandhas* e *drishtis* virão com o tempo, por isso tenha paciência.

# FLEXÃO PARA A FRENTE EM PÉ

## Padangusthasana

1 Comece na postura de prontidão. Inspirando, abra os pés na largura do quadril. Expirando, coloque as mãos no quadril e relaxe os ombros.

2 Inspirando, olhe para cima, erga e abra o peito, alongue a frente do corpo e contraia o abdômen. Expirando, dobre-se para a frente a partir do quadril, abaixe os braços e prenda os dedões dos pés com dois dedos de cada mão. (Segure os tornozelos ou as canelas se não conseguir alcançar os pés.) Inspirando, puxe os dedos com força e olhe para cima, alongando completamente a coluna.

3 Expirando, dobre-se para a frente na direção das pernas, dobrando os cotovelos para os lados. Olhe para a ponta do nariz e fique nessa posição enquanto respira 5 vezes. Inspirando, volte para a posição 1. Expirando, coloque os pés novamente na postura de prontidão.

*Esta postura alonga a coluna e a parte de trás das pernas, massageia fígado, baço e rins e reduz a gordura abdominal.*

# FLEXÃO PARA A FRENTE EM PÉ

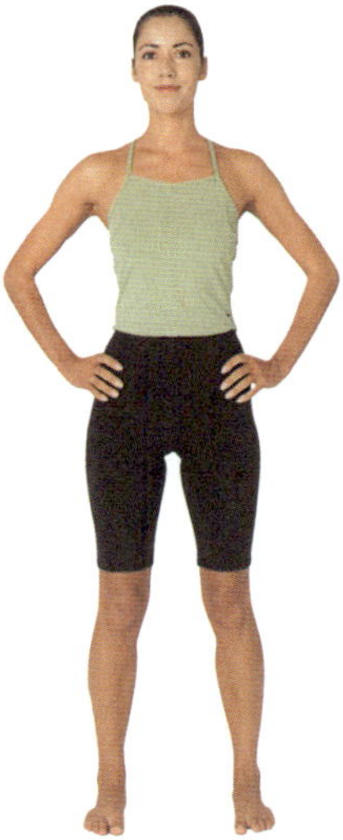

1

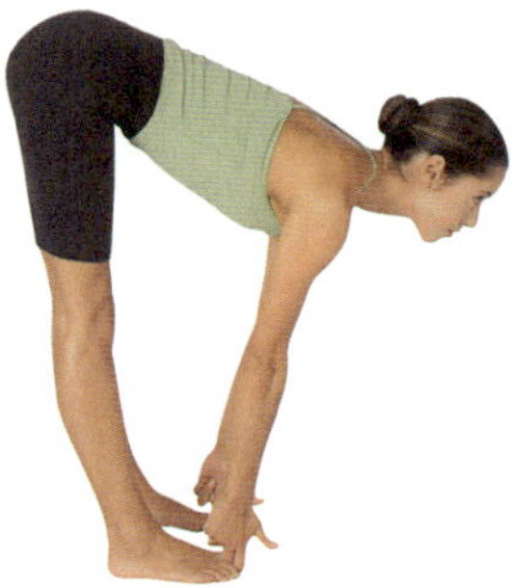

2

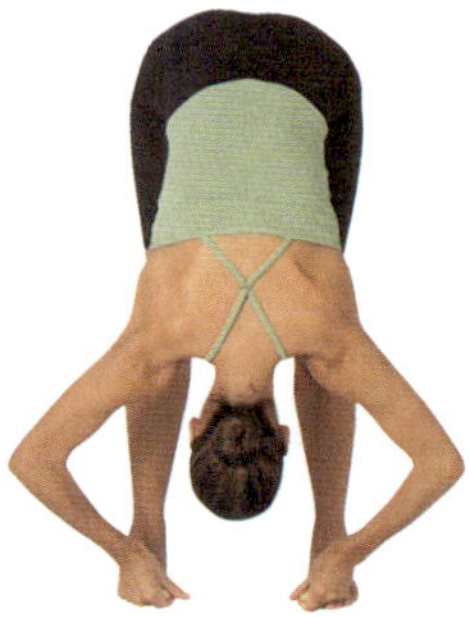

3

# TRIÂNGULO ESTENDIDO

## Utthita Trikonasana

1 Comece na postura de prontidão. Inspirando, dê um passo à direita. Estenda os braços para os lados, na horizontal, com as palmas das mãos para baixo e os pés alinhados sob os cotovelos. Expirando, vire o pé direito a 90º e o esquerdo a 45º.

2 Inspirando, abra o peito e alongue o pescoço. Expirando, dobre-se na lateral pelo quadril direito, estendendo o braço e pegando o dedão do pé com os dois primeiros dedos. Estenda o braço esquerdo para cima, abrindo o peito e os ombros. Vire a cabeça e olhe para o dedão esquerdo. Respire 5 vezes nessa posição. Inspirando, retorne à posição 1 e repita do lado esquerdo. Para concluir, inspirando, saia da postura com os braços esticados. Expirando, volte para a postura de prontidão em pé.

*Esta postura tonifica as pernas, o quadril e as costas, além de melhorar a digestão e aliviar problemas de respiração.*

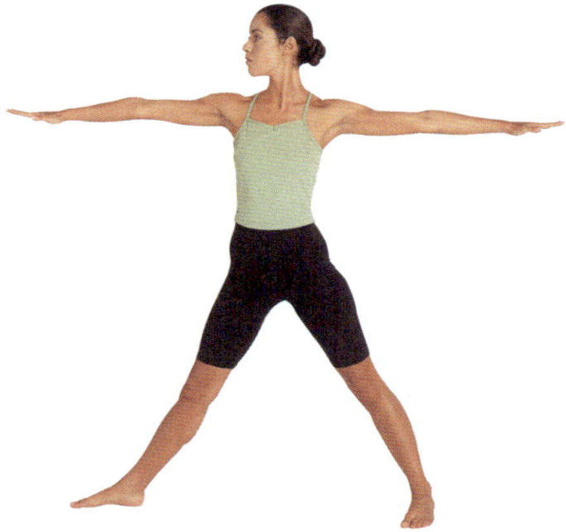

1

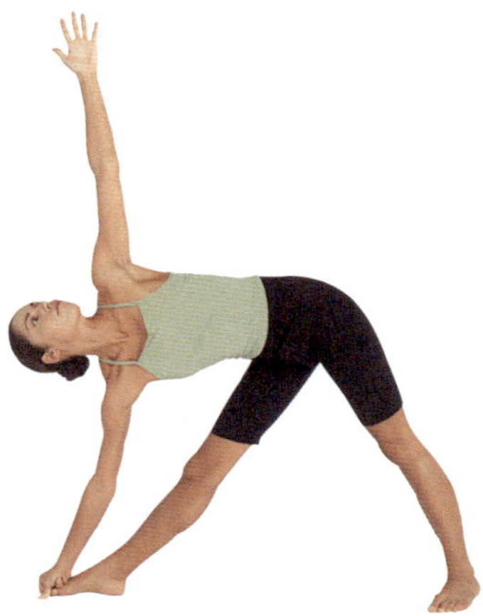

2

# ALONGAMENTO LATERAL INTENSO
## Utthita Parsvakonasana

1 Comece na postura de prontidão. Inspirando, dê um passo grande para a direita. Estenda os braços para os lados, na horizontal, palmas para baixo, e alinhe os pés sob os pulsos. Expirando, vire o pé direito a 90º e o esquerdo a 45º.

2 Inspirando, abra o peito e os ombros. Expirando, dobre o joelho direito para formar um ângulo reto entre a coxa e a panturrilha. Coloque a mão direita por fora do pé direito, pressionando o chão com a palma da mão e o joelho direito com a axila. Estenda o braço esquerdo sobre a cabeça e alongue a perna esquerda. Olhe para a mão esquerda estendida e respire cinco vezes. Inspire, volte à posição 1 e repita o movimento no lado esquerdo. Para concluir, inspirando, saia da posição. Expirando, volte à postura inicial.

*Esta postura abre a caixa torácica, fortalece os braços, a parte superior das costas, braços e quadril, além de melhorar a digestão e a respiração.*

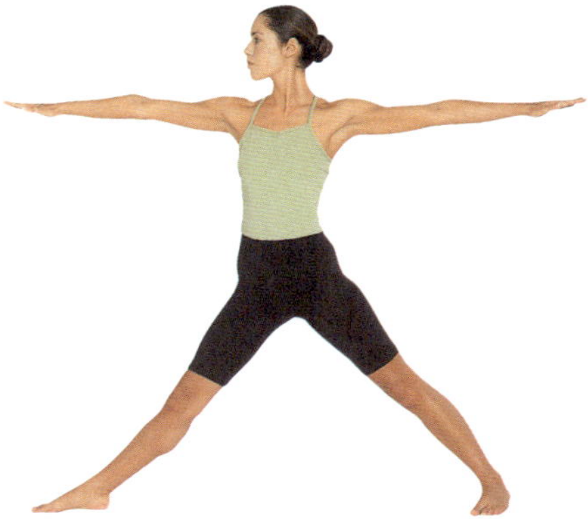

1

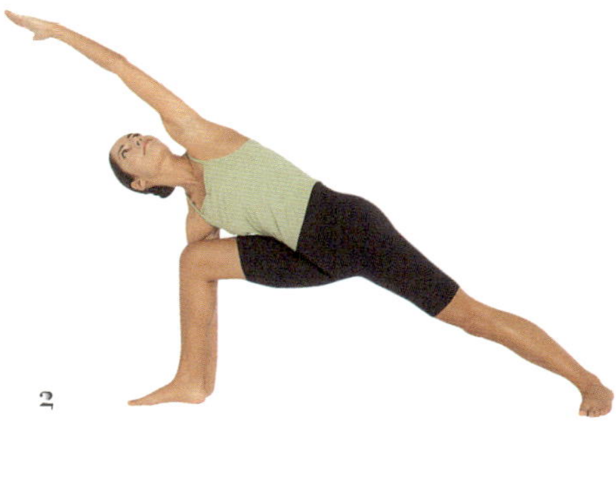

2

# EXTENSÃO POSTERIOR DO TRIÂNGULO
## Prasarita Padottanasana

1 Comece na postura de prontidão. Inspirando, dê um passo largo para a direita. Estenda os braços para os lados na horizontal e alinhe os pés sob os pulsos, com os calcanhares e as laterais dos pés paralelos.

2 Expirando, abaixe as mãos até o quadril.

3 Inspirando, abra o peito e olhe para cima. Expirando, dobre-se para a frente e coloque as mãos no chão, na largura dos ombros, com os cotovelos para dentro. Inspirando, estique os braços, alongue a coluna e olhe para cima.

4 Expirando, abaixe o tronco, leve a cabeça até o chão e flexione os braços. Olhe para a ponta do nariz e respire 5 vezes. Para concluir, inspirando, estenda os braços e olhe para cima. Expirando, coloque as mãos no quadril. Inspirando, volte para a posição 2. Expirando, retorne à postura de prontidão em pé.

*Esta postura alonga a parte interna das coxas, estimula os órgãos pélvicos e o fluxo do sangue para o cérebro.*

# EXTENSÃO POSTERIOR DO TRIÂNGULO

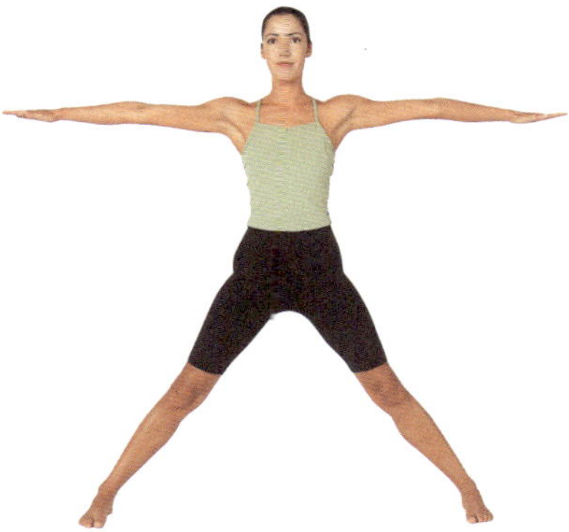

1

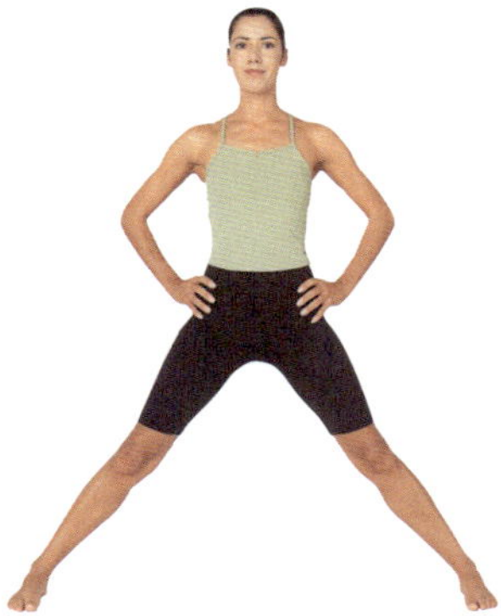

2

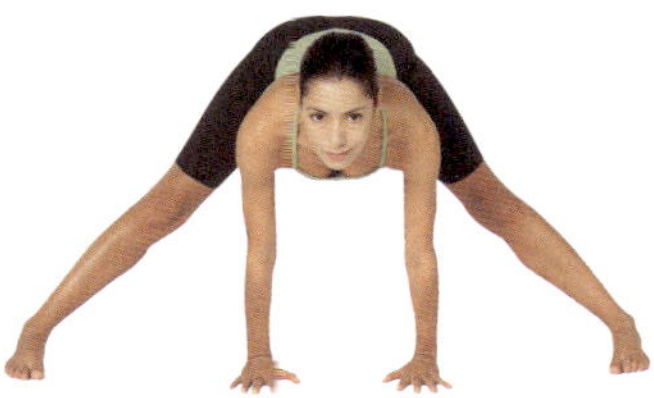

3

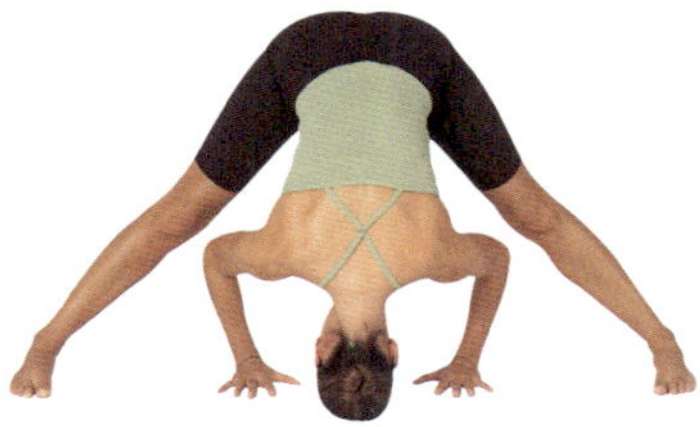

4

# ESTIRAMENTO INTENSO DE UM LADO
## Parsvottanasana

1 Comece na postura de prontidão. Inspirando, dê um passo à direita. Estenda os braços para os lados na horizontal, palmas das mãos para baixo, e alinhe os pés mais ou menos sob os cotovelos. Expirando, vire o pé direito para fora a 90° e o esquerdo a 45°. Virando-se para olhar o pé direito, deixe o quadril reto e junte as mãos atrás das costas como se estivesse rezando. Inspirando, junte as palmas das mãos, forme um arco com a coluna, abra o peito e olhe para cima.

2 Expirando, dobre-se para a frente, na direção da canela direita, puxando com o queixo. (Se necessário, dobre levemente o joelho direito.) Olhe para o dedão do pé direito e respire 5 vezes nessa posição. Inspirando, volte à posição 1 e repita o movimento no lado esquerdo. Para concluir, suba na sexta inspiração e deixe os pés paralelos. Expirando, volte à postura inicial.

*Esta postura abre os quadris, melhora o equilíbrio, tonifica o abdômen e limpa os tratos digestivo e respiratório.*

## ESTIRAMENTO INTENSO DE UM LADO

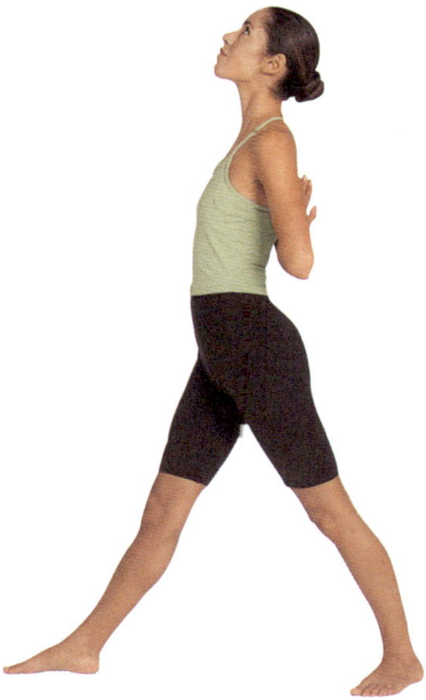

1

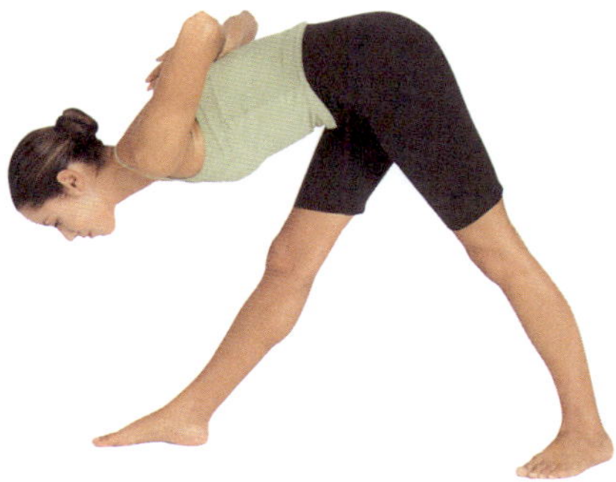

2

# POSTURA ESTENDIDA COM A MÃO NO DEDÃO DO PÉ

## Utthita Hasta Padangusthasana

1 Comece na postura de prontidão. Inspirando, dobre e erga a perna direita, enganchando o dedão do pé com dois dedos da mão. Coloque a outra mão no lado esquerdo do quadril e segure bem.

2 Expirando, estique a perna direita o máximo possível, sem soltar o dedão. Olhe para a ponta do pé ou um ponto fixo à frente para ajudar a manter o equilíbrio e respire 5 vezes.

3 Inspirando, erga e abra o peito. Expirando, vire a perna direita para a direita. Olhe por cima do ombro esquerdo, concentre-se em um ponto fixo e respire 5 vezes. Inspirando, volte à posição. Expirando, solte o dedão e retorne à postura inicial. Repita com a perna esquerda.

*Esta postura aumenta a flexibilidade dos quadris, fortalece as pernas e estimula os rins e o sistema digestivo.*

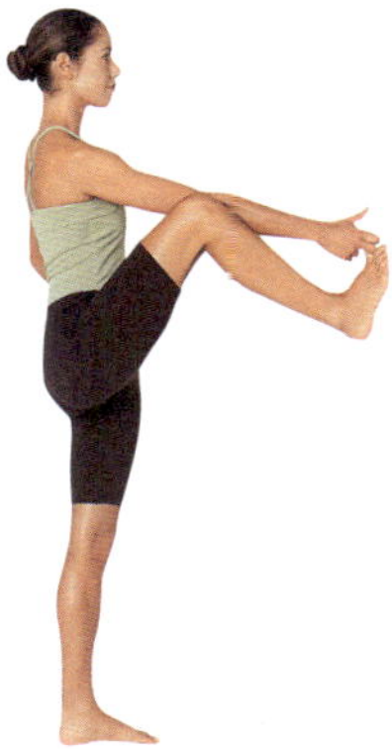

1

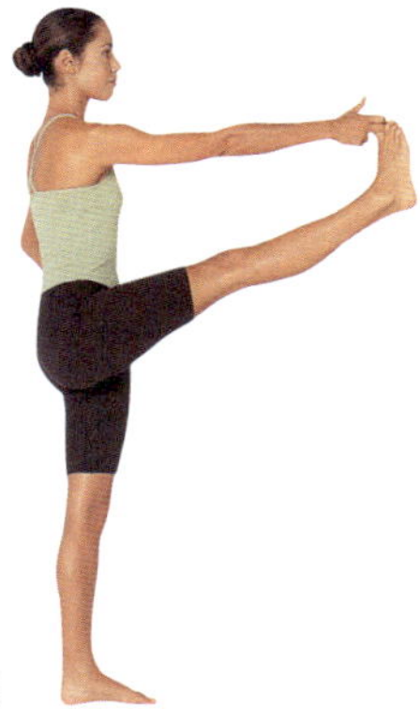

2

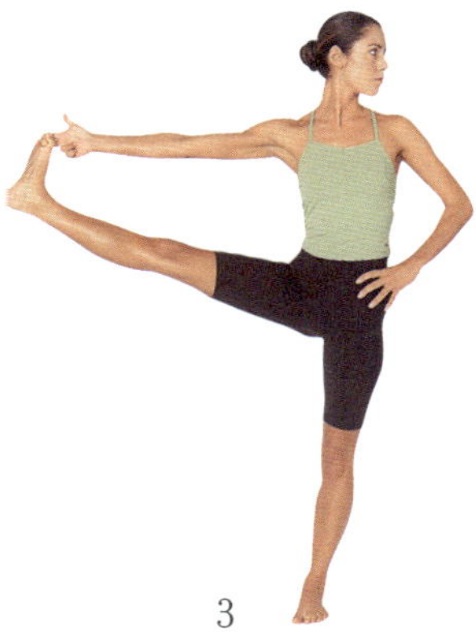

3

# POSTURA DA ÁRVORE
## Vrkshasana

1 Comece na postura de prontidão. Inspirando, coloque o peso na perna esquerda. Com a perna esquerda reta, erga a direita, segurando o tornozelo direito com a mão direita. Expirando, coloque a sola do pé direito na parte interna da coxa esquerda, aproximando o máximo possível o calcanhar da virilha. Pressione o pé contra a coxa, deixando o joelho direito dobrado. Concentre-se em um ponto fixo à frente para manter o equilíbrio.

2 Inspirando, erga o peito, gire os ombros para trás e alongue a coluna. Expirando, coloque as mãos em posição de oração diante do peito. Olhe para a ponta do nariz ou concentre-se em um ponto fixo à frente e respire 5 vezes. Inspirando, tire o pé da coxa. Expirando, volte à postura inicial. Repita do lado esquerdo.

*Esta postura fortalece pés e tornozelos, abre o quadril, aumenta a flexibilidade do joelho e melhora o equilíbrio e a concentração.*

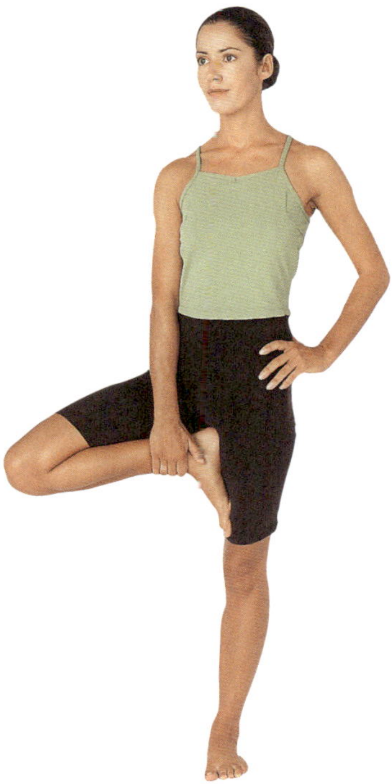

1

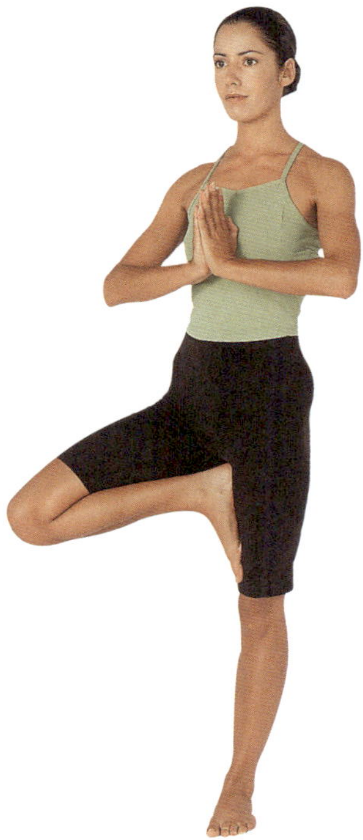

2

# SEQUÊNCIA DO GUERREIRO
## Virabhadrasana

*A sequência do guerreiro marca o final das posturas em pé e propicia uma transição tranquila para as posturas sentadas. Sua prática melhora a estâmina, a flexibilidade e a força em todo o corpo, realinha a coluna, abre a caixa torácica, alonga a parte interna das coxas e tonifica as nádegas e o abdômen.*

1 Começando na postura de prontidão, execute os passos 1-6 da saudação ao sol A (ver pp. 38-41). Na posição 6 (cachorro com a boca para baixo), faça uma respiração completa.

1

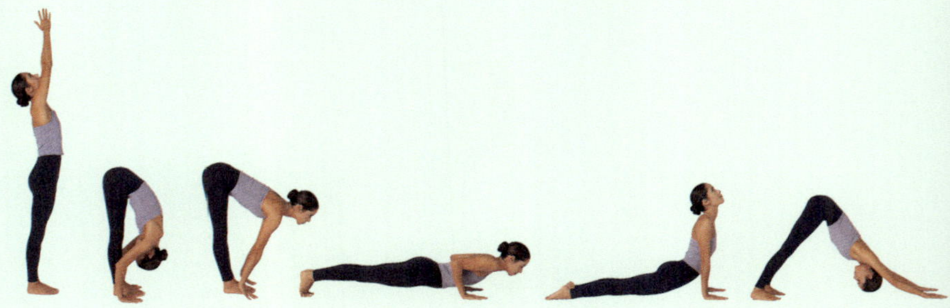

2 Inspirando, flexione os joelhos e dê um pulinho na direção das mãos. Com os pés juntos e os joelhos dobrados, contraia o cóccix enquanto se senta. Levante os braços, juntando as mãos acima da cabeça. Erga os olhos na direção dos polegares e mantenha a posição enquanto respira 5 vezes.

(continua)

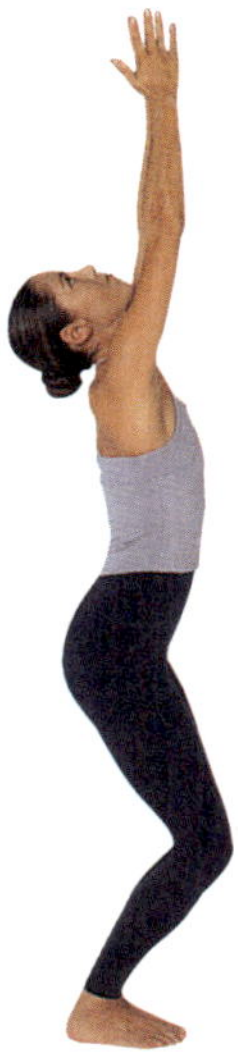

2

3 Inspirando, endireite as pernas e estenda as mãos para cima enquanto volta para a posição 1 da saudação ao sol A. Execute os passos 1-6 da saudação, respirando uma vez na posição 6 (cachorro com a boca para baixo).

4 Inspirando, vire o pé esquerdo a 45° e dê um passo à frente com o pé direito na direção das mãos. Continuando a inspirar, dobre o joelho direito para formar um ângulo reto entre a coxa e a panturrilha, ajustando os pés se necessário. Ao fazer isso, levante o tronco, levando as palmas das mãos juntas acima da cabeça. Com a perna de trás esticada e o pé de trás bem apoiado no chão, erga os olhos para os polegares. Mantenha a posição e respire 5 vezes.

3

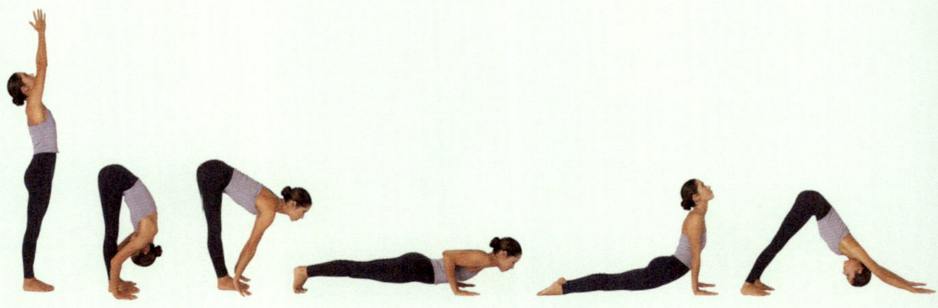

5 Inspirando, mantenha os braços acima da cabeça com as palmas pressionadas enquanto estica a perna direita, vire o pé esquerdo para fora e o direito para dentro e gire com o corpo para olhar na direção oposta. Expirando, dobre o joelho esquerdo formando um ângulo reto entre a coxa e a panturrilha. Ajuste o espaço entre os pés, se necessário, com a perna de trás esticada e o pé de trás bem apoiado no chão. Olhe para os polegares. Mantenha a posição e respire 5 vezes.

*(continua)*

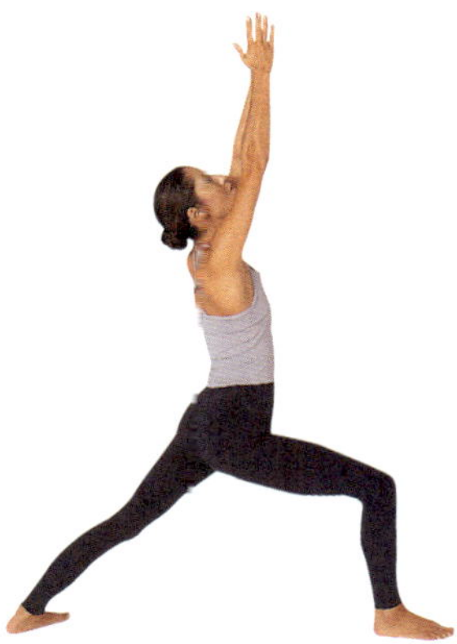

4

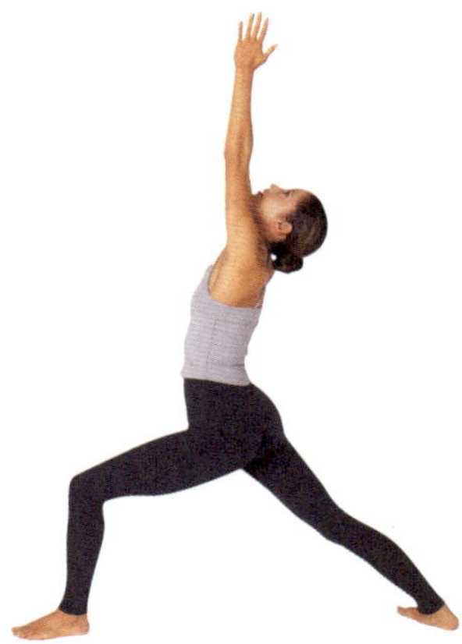

5

6 Expirando, abaixe os braços, estendendo-os horizontalmente acima das pernas, palmas para baixo. Alongue-se até os dedos das mãos, abrindo o peito e os ombros. Olhe para o dedo médio da mão esquerda. Respire 5 vezes nessa posição. Inspirando, com os braços paralelos ao chão, endireite a perna esquerda, girando o pé direito para fora e o esquerdo para dentro. Ao fazer isso, gire o corpo para olhar na direção oposta. Expirando, dobre o joelho direito, formando um ângulo reto entre a coxa e a panturrilha.

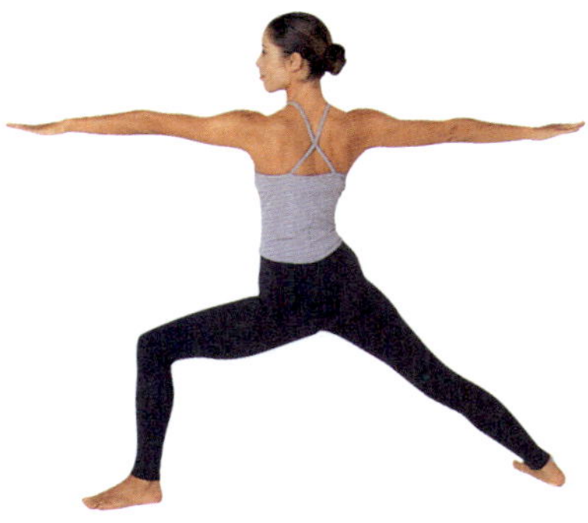

6

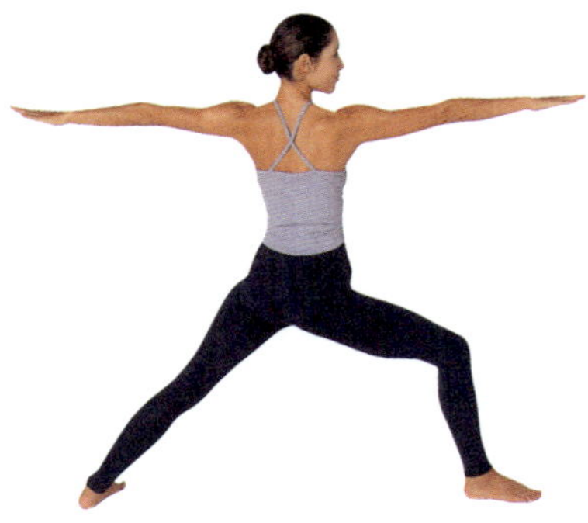

7

7 Ajuste o espaço entre os pés se necessário, com a perna de trás esticada e o pé de trás bem apoiado no chão. Olhe para a frente na direção do dedo médio da mão direita. Respire 5 vezes nessa posição.

8 Inspirando, gire o braço esquerdo na direção do direito. Expirando, leve as mãos ao chão, dos lados do pé direito; dê um passo para trás e fique na posição de flexão. Abaixe-se e fique na posição 4 da saudação ao sol A. Repita os passos 4-9 da saudação ao sol A, fazendo uma respiração completa na posição 6 (cachorro com a boca para baixo).

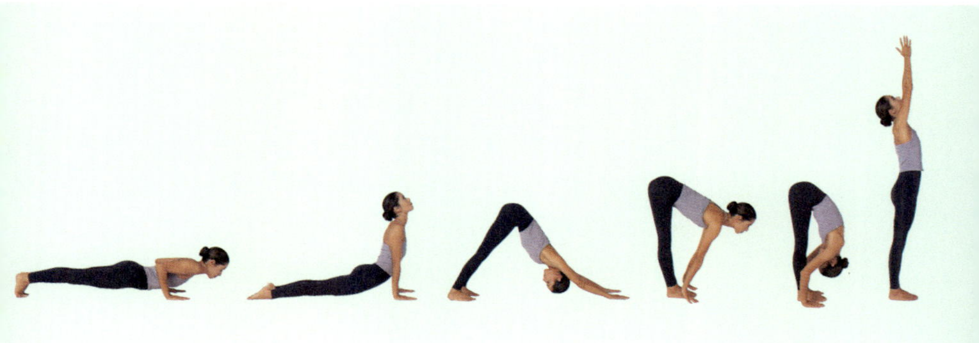

8

Longe da tagarelice dos sentidos,
das divagações inquietas da mente,
existe um tranquilo poço de quietude.
Os sábios o chamam de estado mais elevado do ser.
É o lugar onde encontramos a unidade.

Para nunca mais nos separarmos.

UPANIXADE KATHA (SÉCULO 5º A.C.)

Suas raízes estão nos mundos acima
e seus galhos na terra abaixo.
É a Árvore de toda a Eternidade.
Sua raiz pura é Brahman – o Imortal Doador da Vida
que ninguém pode transcender.

UPANIXADE KATHA (SÉCULO 5º A.C.)

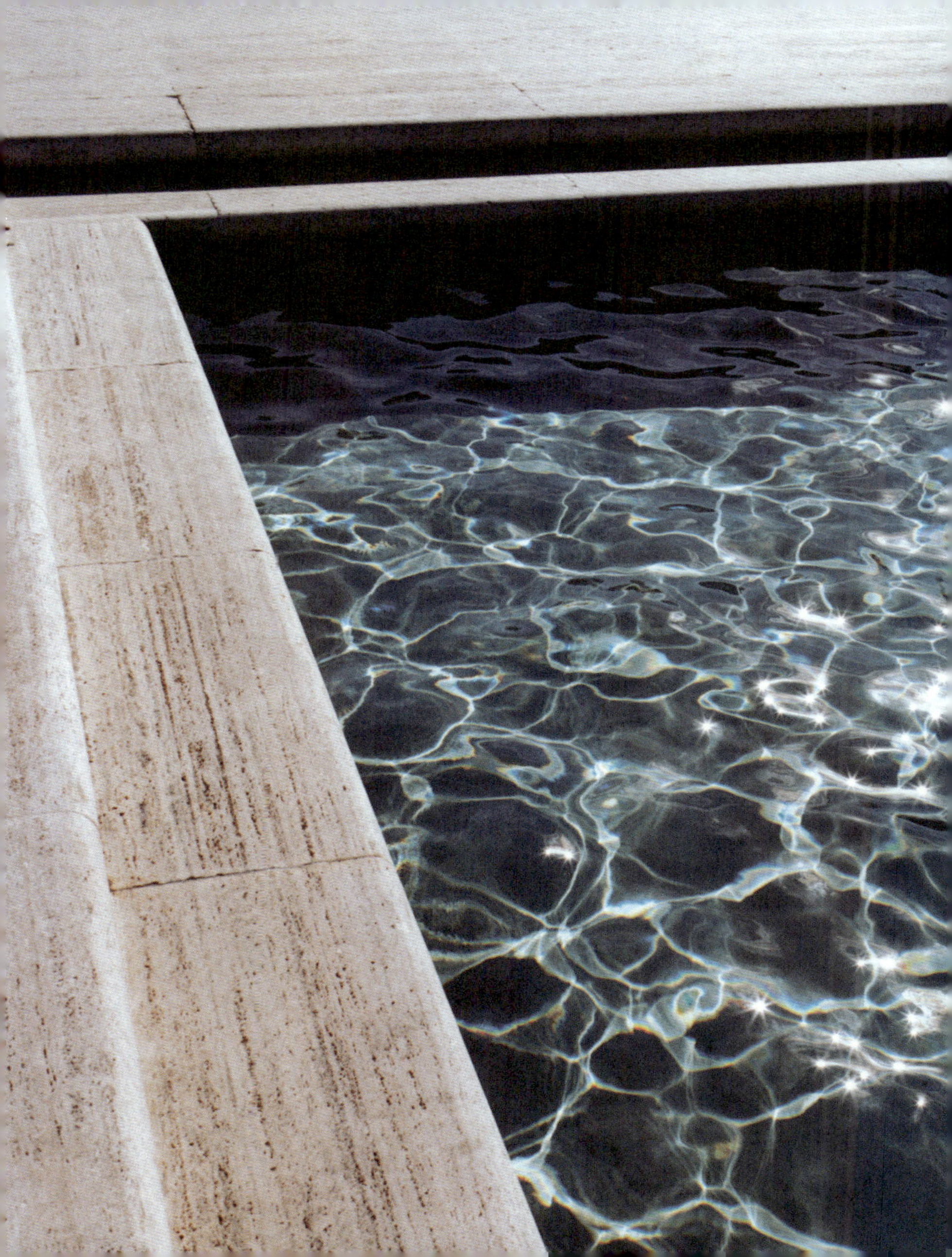

Capítulo 4

# sequência no chão

As posturas no chão da série inicial continuam o processo iniciado com a sequência em pé. Exploramos uma nova relação com nossas bases, pois nossos principais pontos de contato com o chão mudam dos pés para as nádegas e as mãos, que nos dão uma base mais ampla e um centro de gravidade mais baixo. O resultado é uma sensação de mais estabilidade, que permite aprofundar a concentração na respiração e aumentar a consciência interna. As posturas no chão também permitem mais contato com o chacra da raiz (ver pp. 16-19), que sedimenta nossas emoções.

Algumas posturas deste capítulo são flexões para a frente, em que o tronco se dobra sobre as pernas. Elas servem para alongar a coluna, melhorando a flexibilidade e abrindo as vértebras, além de alongar os tendões. Para equilibrar as posturas, a sequência também inclui posturas abertas que flexionam a coluna no sentido oposto.

Um meio vinyasa (ver pp. 76-7) é realizado entre as posturas: este capítulo apresenta a versão mais adequada para iniciantes. Além de ligar as posturas, os meios vinyasas mantêm o calor interno gerado nas sequências anteriores. Também reequilibram e centram o corpo entre as posturas, trabalhando sua parte de cima e a força abdominal e ajudando-nos a criar mais apoio interno.

## MEIO VINYASA

1 Comece na postura de prontidão sentada com as pernas esticadas à frente, os pés juntos, mãos apoiadas no chão pouco atrás do quadril. Inspirando, cruze as pernas, trazendo os pés o mais próximo possível das nádegas. Coloque as palmas das mãos no chão à frente dos pés, só um pouco mais para fora do que a largura dos ombros, com os dedos apontando para a frente.

2 Pressionando para baixo com as mãos, role para a frente sobre os tornozelos, erguendo as coxas do chão.

3 Mantendo a elevação na expiração, mude o peso do corpo para a frente e jogue as pernas para trás, ficando em posição de flexão. Dobrando os braços, abaixe o corpo até quase encostar o queixo no chão.

4 Inspirando, role sobre os dedos dos pés, estique os braços, traga o peito para a frente pelo meio dos braços e olhe para cima.

5 Expirando, vá para trás com os braços para a posição do cachorro com a boca para baixo. Fique assim por uma respiração completa. Inspirando, volte à posição 2: pule à frente na direção das mãos, cruzando os calcanhares ao se abaixar. Expirando, estique as pernas como preparo para a próxima postura.

1

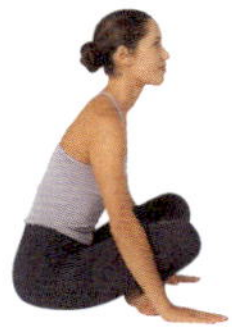

2

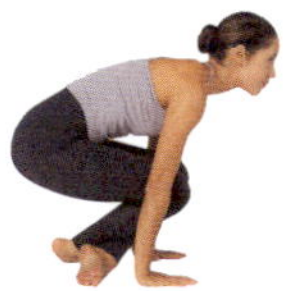

3

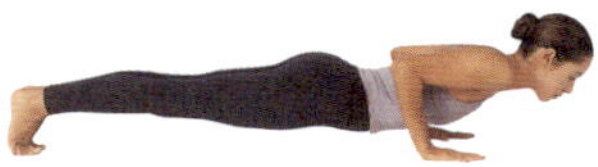

4

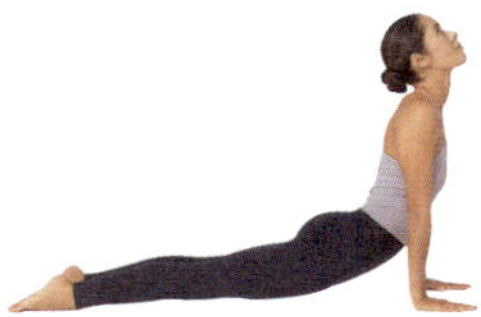

5

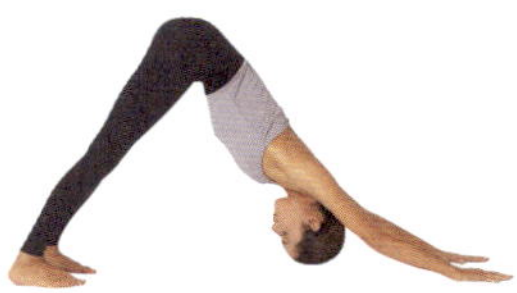

# POSTURA DO BASTÃO/ POSTURA DA PINÇA

## Dandasana/Paschimattanasana

1 Fique na postura de prontidão sentada: pernas esticadas à frente, pés juntos, mãos abertas apoiadas no chão, só um pouco atrás do quadril, dedos apontando para a frente. Inspirando, levante o peito e leve os ombros para trás.

2 Inspirando, erga o queixo, alongue a coluna e contraia o abdômen. Expirando, agarre os dedões com os dois primeiros dedos de cada mão. Inspirando, alongue a coluna e olhe para cima.

3 Expirando, use os braços para se alavancar para a frente sobre as pernas. Dobre os cotovelos nas laterais e estique o queixo até as canelas. Olhe para os pés e segure por 5 respirações completas. Inspirando, volte à posição 1. Expire e faça um meio vinyasa.

*Esta postura alonga a coluna e os tendões, massageia os órgãos internos e fortalece o coração.*

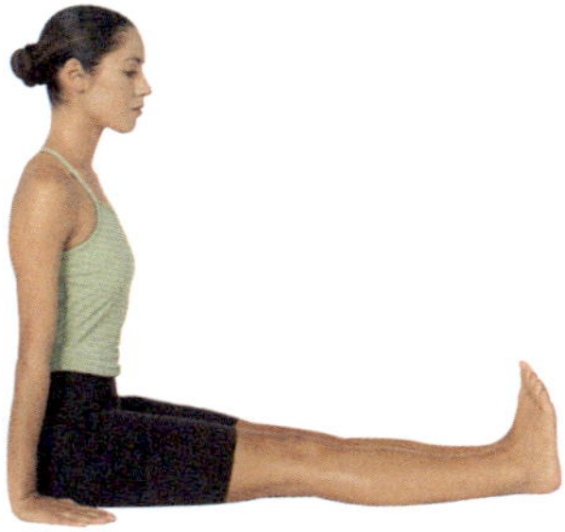

1

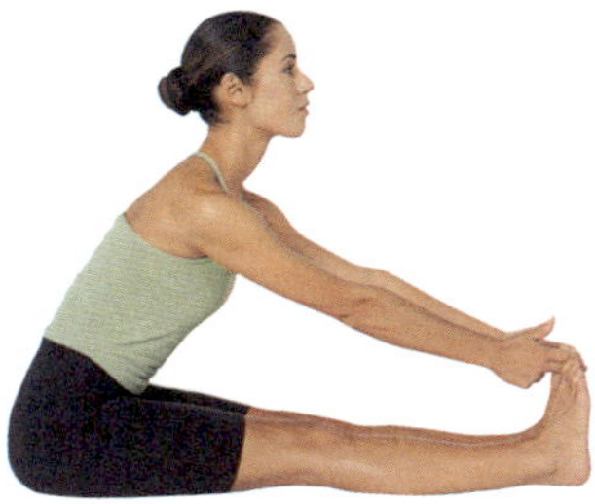

2

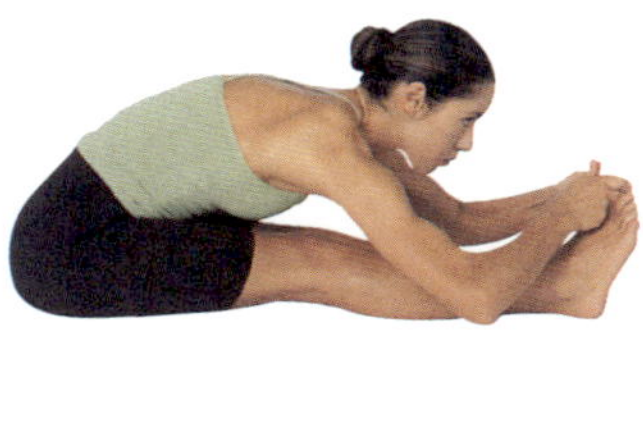

3

## ALONGAMENTO FRONTAL

### Purvattanasana

1 Comece na postura de prontidão sentada, pressionando as palmas das mãos no chão e erguendo o peito ao inspirar. Expirando, coloque as mãos cerca de 25 cm atrás do quadril, separadas na largura dos ombros com os dedos apontando para a frente.

2 Inspirando, erga o quadril, com as pernas e os pés juntos. Deixe a cabeça relaxar levemente para trás, sem encurtar o pescoço. Coloque as solas dos pés no chão para manter as pernas retas e erga a pelve. Apoie-se nas mãos, girando os ombros para trás enquanto ergue e abre o peito. Olhe para o "terceiro olho" (ver p. 27), na posição, por 5 respirações completas. Inspirando, levante a cabeça. Expirando, abaixe o quadril até o chão e solte os braços. Agora faça um meio vinyasa.

*Esta postura fortalece braços, ombros e abdômen, abre a caixa torácica e relaxa o sistema nervoso.*

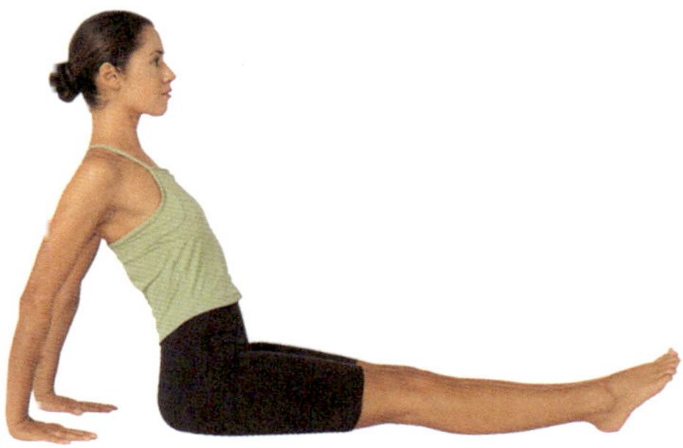

1

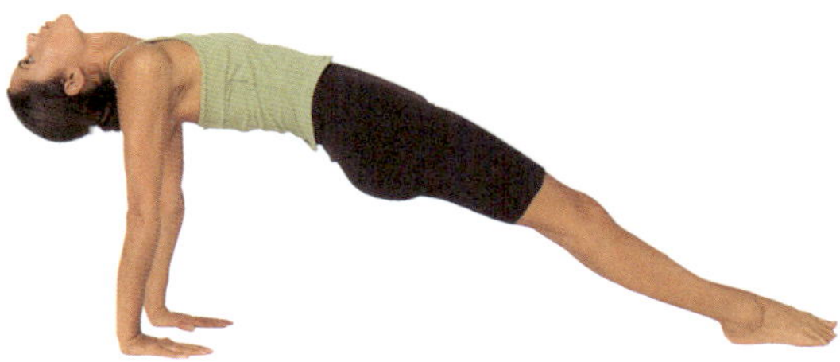

2

## POSTURA DA CABEÇA NO JOELHO
### Janu Sirsasana

1 Na postura de prontidão sentada, inspire, levante e dobre a perna direita, apoiando o tornozelo na mão esquerda. Expirando, leve o calcanhar à virilha de modo que a sola do pé fique apoiada na parte interna da coxa esquerda. O joelho direito deve estar o mais próximo possível do chão e virado para o lado a 90°.

2 Inspirando, dobre-se para a frente sobre a perna esquerda, segurando o pé esquerdo (ou a canela) com as mãos. Faça força para puxar, alongue a coluna e olhe para cima.

3 Expirando, aproxime o peito do joelho e o queixo da canela. Olhe para os dedos do pé esquerdo e faça 5 respirações completas na posição. Para concluir, inspire, erga a cabeça e alongue a coluna. Expirando, solte as mãos e estique as pernas. Repita o exercício no lado esquerdo, depois faça um meio vinyasa.

*Esta postura alonga as pernas, abre a parte de baixo das costas, o quadril e os joelhos e estimula a circulação e o sistema urinário.*

1

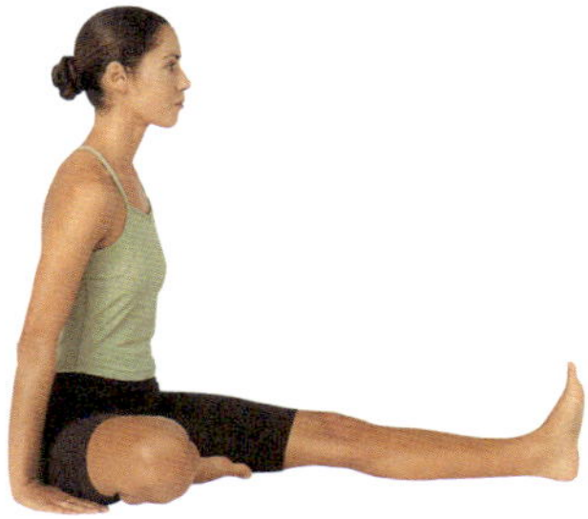

2

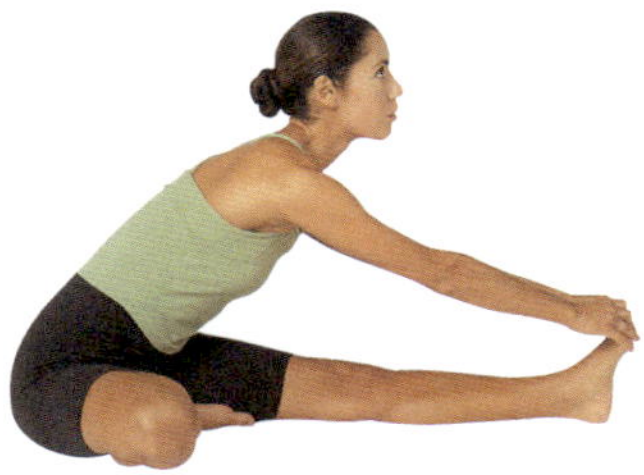

3

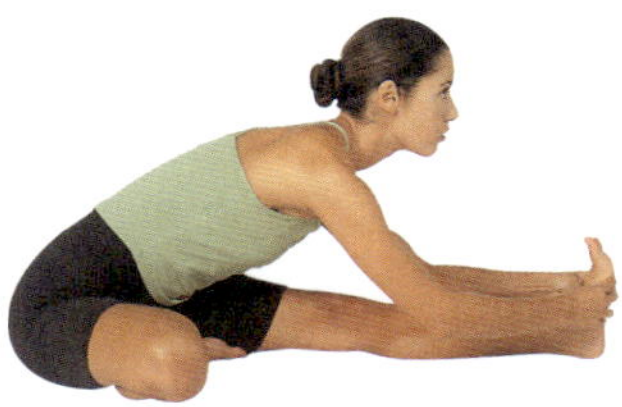

## POSTURA SENTADA EM TORÇÃO LATERAL
### Marichyasana

1 Na postura de prontidão sentada, expire e dobre o joelho direito, trazendo o pé direito para o quadril. Encoste o calcanhar direito na coxa direita e apoie a mão esquerda no chão ao lado do quadril, no lado esquerdo. Inspirando, estenda o braço direito acima da cabeça, alongue o abdômen e olhe para cima.

2 Expirando, dobre-se para a frente, passe o braço direito em torno da perna direita e junte as mãos atrás. Procure pegar o pulso esquerdo com a mão direita. Inspirando, alongue a coluna e olhe para cima.

3 Expirando, leve o peito ao joelho esquerdo. Olhe os dedos do pé esquerdo e segure, respirando 5 vezes. Para concluir, inspire, alongue a coluna e olhe para cima. Expire e saia da postura. Repita o exercício do lado esquerdo, depois faça um meio vinyasa.

*Esta postura alivia a tensão lombar, limpa os rins, regula a digestão e alivia a prisão de ventre.*

## POSTURA SENTADA EM TORÇÃO LATERAL

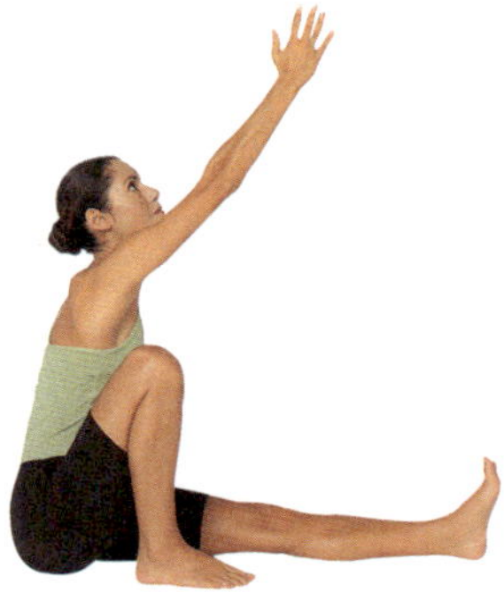

1

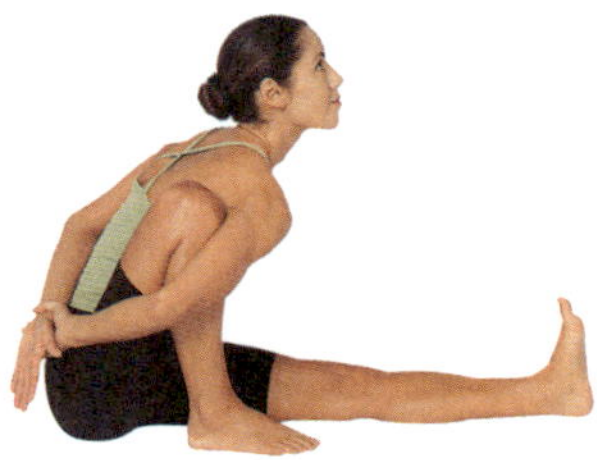

2

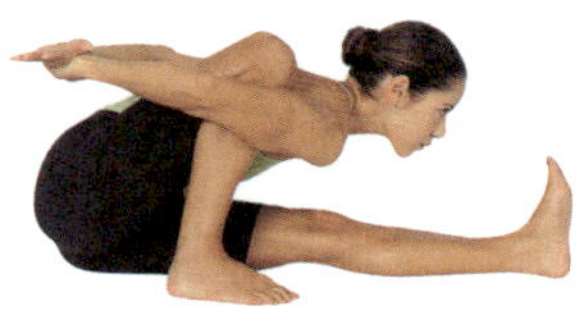

3

# POSTURA DO BARCO

## Navasana

1 Na postura de prontidão sentada, inspire, incline-se para trás e erga as pernas à frente, mantendo os pés juntos, os dedos dos pés esticados e as pernas retas (dobre os joelhos, se necessário). Traga os braços paralelos ao chão, palmas viradas uma para a outra. Alongue os dedos, erga o peito e gire os ombros para trás. Olhe os dedos dos pés. Segure e respire 5 vezes.

2 Inspirando, apoie as mãos no chão, dos lados do quadril, com os dedos apontados para a frente. Expirando, cruze as pernas nos tornozelos e traga os joelhos na direção do peito. Empurrando as mãos para baixo, contraia o abdômen, encurte o tronco e erga o corpo do chão. Inspirando, abaixe o corpo e volte à posição 1. Repita o exercício de 3 a 5 vezes antes de fazer um meio vinyasa.

*Esta postura fortalece os músculos abdominais e a lombar e estimula as vísceras – em especial os intestinos.*

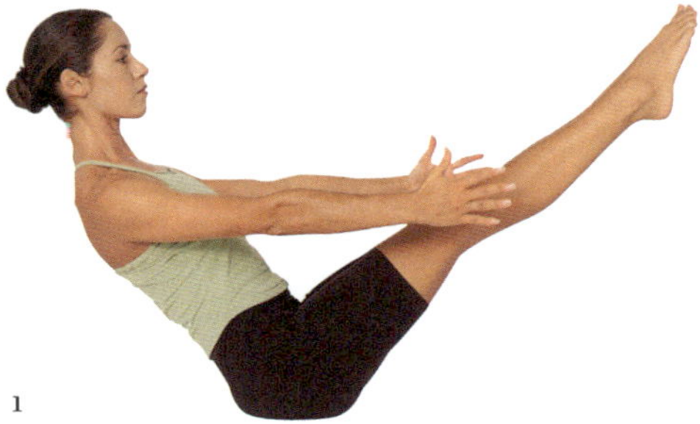

1

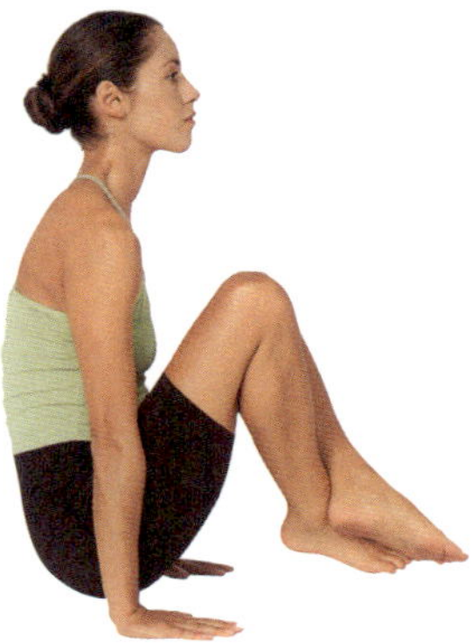

2

# POSTURA DO ÂNGULO FECHADO
## Baddha Konasana

1 Na postura de prontidão sentada, expire e traga os pés para perto da virilha, juntando as solas. Segure-os com as mãos, relaxe o quadril e a virilha, soltando os joelhos na direção do chão.

2 Inspirando, pressione a parte interna dos pés com os polegares, perto do meio das solas, e abra-os. Use essa rotação dos pés para abaixar mais os joelhos. Erga o peito, gire os ombros para trás e alongue a coluna.

3 Expirando, dobre-se para a frente sobre os pés, com a coluna alongada e o peito erguido. Dobre os cotovelos, fazendo pressão sobre as coxas com os antebraços. Olhe a ponta do nariz, na postura, por 5 respirações completas. Inspirando, sente-se ereto. Expirando, saia da postura antes de fazer um meio vinyasa.

*Esta postura abre o quadril, alonga a parte interna das coxas, fortalece as costas e melhora a circulação pélvica.*

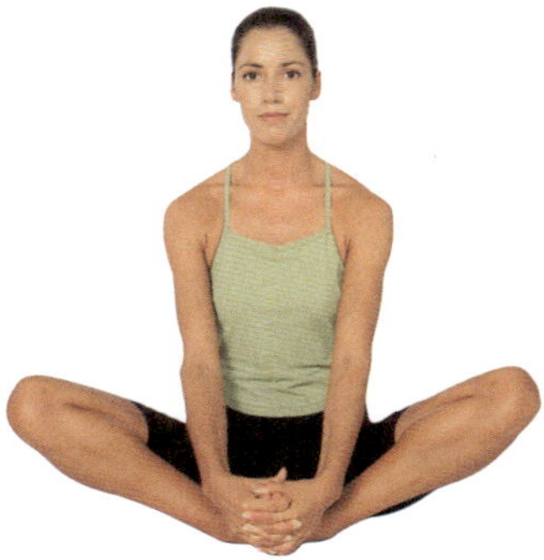

1

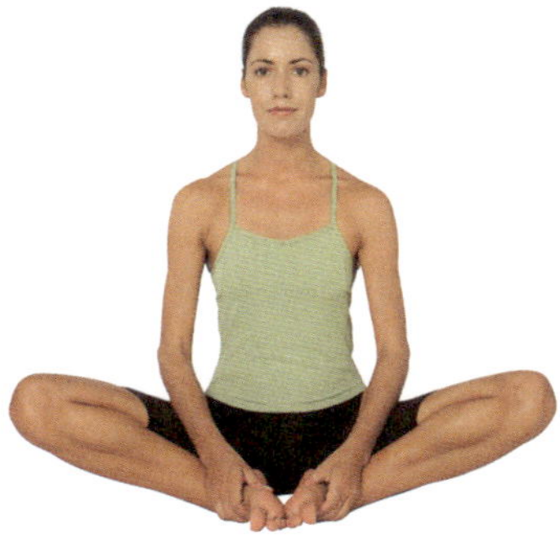

2

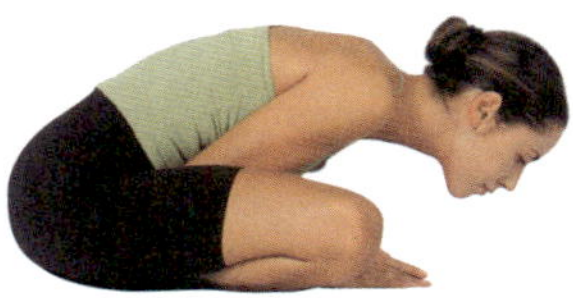

3

# POSTURA DA PONTE

## Setu Bandhasana

1 Na postura de prontidão sentada, expire e deite-se de costas, dobrando os joelhos, com os pés no chão, o mais próximo possível das nádegas. Com os calcanhares juntos, vire os pés para fora, afastando os joelhos, porém mantendo as solas dos pés em contato com o chão.

2 Inspirando, coloque as palmas das mãos no chão com os polegares debaixo das nádegas. Dobre os braços e erga o tronco, apoiando o corpo nos antebraços. Arqueando as costas, vire a cabeça para trás, sem tirá-la do chão.

3 Expirando, cruze os braços por cima do peito, colocando uma mão em cada ombro. Distribua o peso entre a cabeça, as nádegas e os pés. Olhe a ponta do nariz, na postura, por 5 respirações completas. Inspirando, ponha os antebraços no chão e erga a cabeça. Expirando, volte à postura de prontidão sentada e faça um meio vinyasa.

*Esta postura abre o peito, ampliando a capacidade respiratória.*

## POSTURA DA PONTE

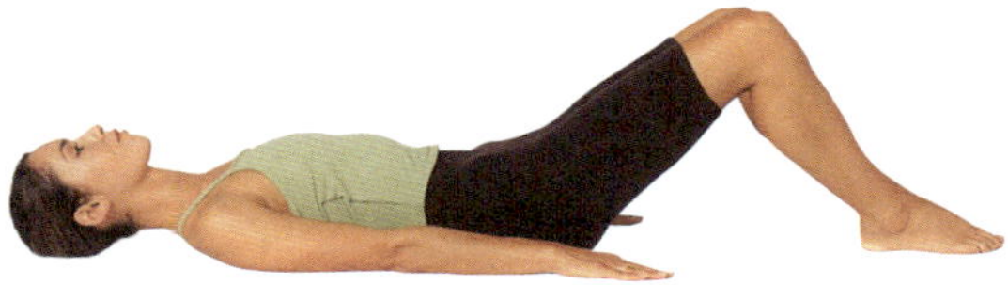

1

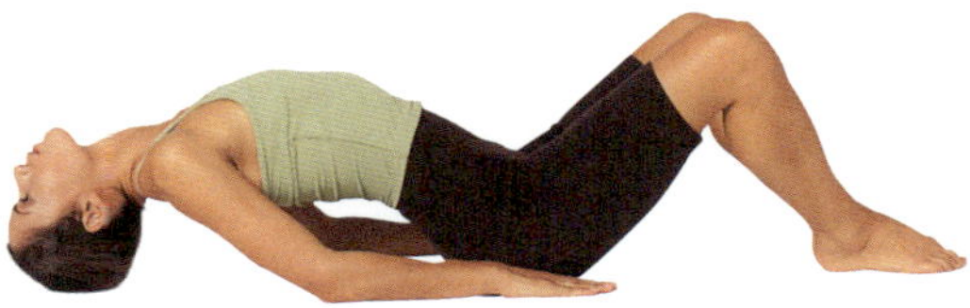

2

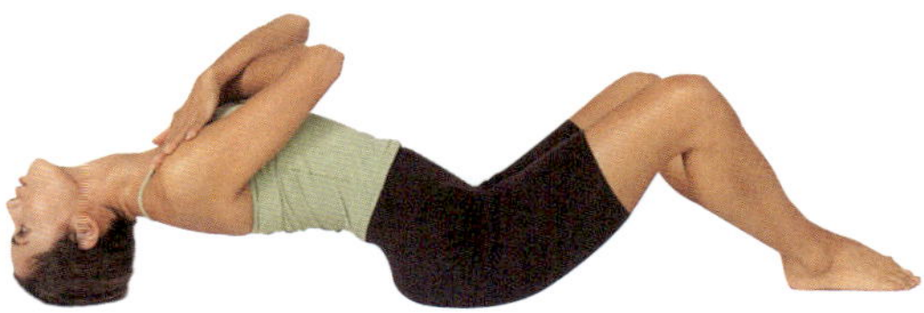

3

# POSTURA DA RODA
## Urdhva Dhanurasana

1 Na postura de prontidão sentada, expire e deite-se de costas com os braços nos lados. Dobre os joelhos, com os pés perto das nádegas, apoiados no chão, e só um pouco mais abertos do que a largura do quadril.

2 Inspirando, segure os tornozelos com as mãos e levante o quadril do chão, curvando as costas. Apoie seu peso nos ombros, e não no pescoço. Olhe a ponta do nariz e segure por 5 respirações e uma sexta inspiração. Na sexta expiração, desça devagar até o chão. Realize o exercício 3 vezes. Quando terminar, faça a postura da pinça (ver pp. 78-9), mantendo-a por 10 respirações. Conclua com um meio vinyasa.

*Esta postura energizante dá força e flexibilidade a todo o corpo, especialmente coluna, pernas, nádegas, braços, ombros e a parte de cima das costas. Também alonga a parte da frente das pernas e o abdômen, além de abrir o peito e os ombros.*

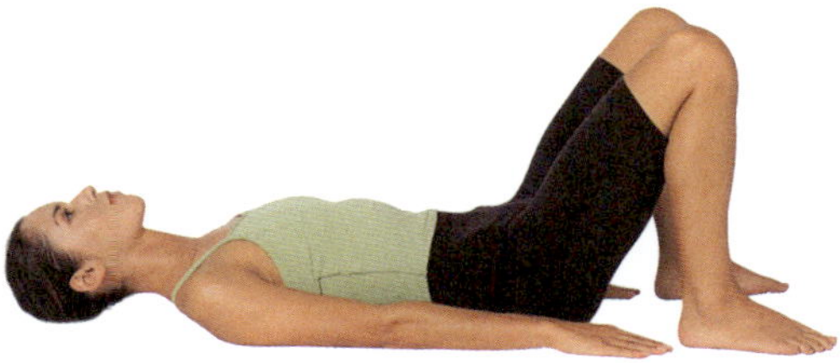

1

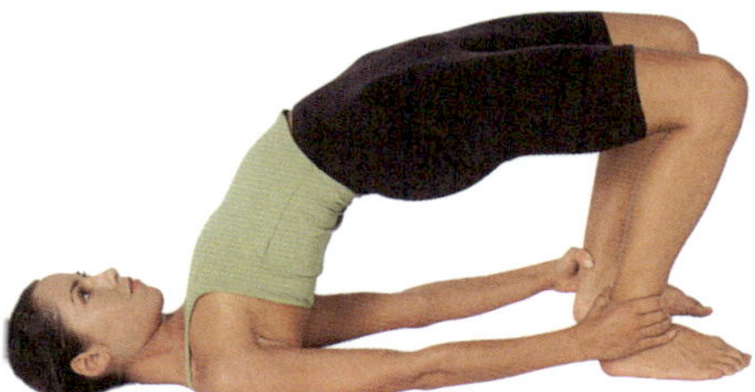

2

Recolha-se na meditação dos prazeres
dos sentidos como uma tartaruga recolhe seus membros.
Assim você encontrará paz.

BHAGAVAD GITA (SÉCULO 6º A.C.)

Acalme-se na quietude,
volte a atenção para dentro
e devote sua consciência ao Eu.
Pois a sabedoria que você procura está lá dentro.

BHAGAVAD GITA (SÉCULO 6º A.C.)

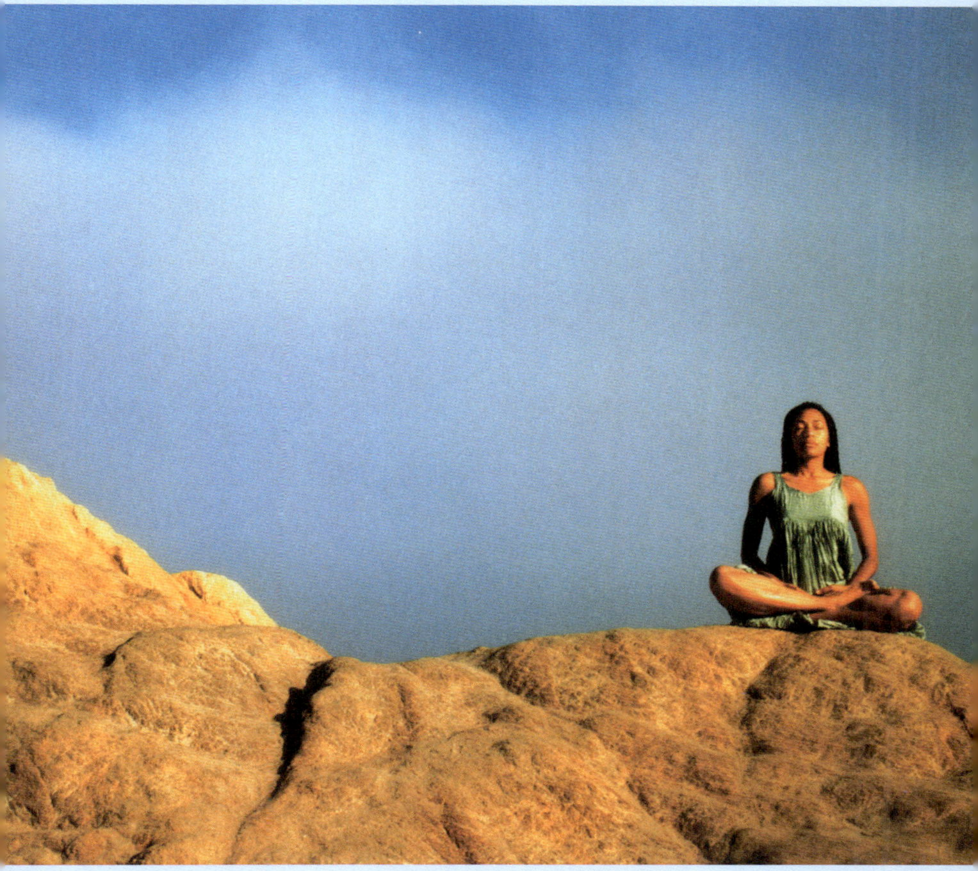

Capítulo 5

# sequência final

A Sequência Final é um componente vital de qualquer prática de ashtanga, apesar de curta, e não deve ser feita com pressa nem ignorada. Ela se compõe de posturas invertidas (com a cabeça para baixo), com algumas contraposturas para equilibrar. A inversão do corpo resulta no aumento de sangue oxigenado para a cabeça. Isso melhora a atividade cerebral, aumenta a consciência sensorial e propicia um pensamento mais claro, com maior concentração.

Cada postura deve ser mantida por mais tempo do que nas sequências anteriores, e a respiração *ujjayi* diminui. Com isso, o corpo volta a um estado de equilíbrio interno, enquanto os músculos relaxam, a respiração celular se desacelera, a absorção de oxigênio do sangue diminui, o coração se acalma e a temperatura do corpo começa a cair.

A respiração *ujjayi* deve ser mantida em toda a sequência. No entanto, à medida que avança nas posturas, permita que cada respiração fique mais longa e mais relaxada, até retomar a respiração normal na postura do cadáver (p. 108).

As posturas da sequência final devem fazer você se sentir relaxado e renovado. São excelentes sozinhas ou junto com uma saudação ao sol após um dia de muito trabalho.

# POSTURA SOBRE OS OMBROS/ POSTURA DO ARADO

## Salamba Sarvangasana/Halasana

1 Expirando, deite-se com os braços ao lado do corpo. Respire longamente 5 vezes, então inspire pressionando os braços no chão, levante as pernas e enrole-se nos ombros.

2 Dobre os cotovelos e use as mãos para apoiar as costas. Quando se sentir estável, estique as pernas, apontando os dedos dos pés para cima e contraindo o abdômen para apoiar as costas. Olhe para os dedos dos pés ou a ponta do nariz e fique na posição por 5 respirações longas.

3 Expirando, leve os pés até o chão atrás de você, com as costas e as pernas retas. Coloque os braços esticados no chão e entrelace as mãos. Olhe para o abdômen ou a ponta do nariz. Fique na posição por 10 respirações longas. Inspirando, separe as mãos, usando-as para lhe dar apoio enquanto você volta as pernas para a posição 1. Expirando, saia da postura.

*Esta postura rejuvenescedora alonga e fortalece a parte de cima do corpo, estimula a circulação e melhora a digestão.*

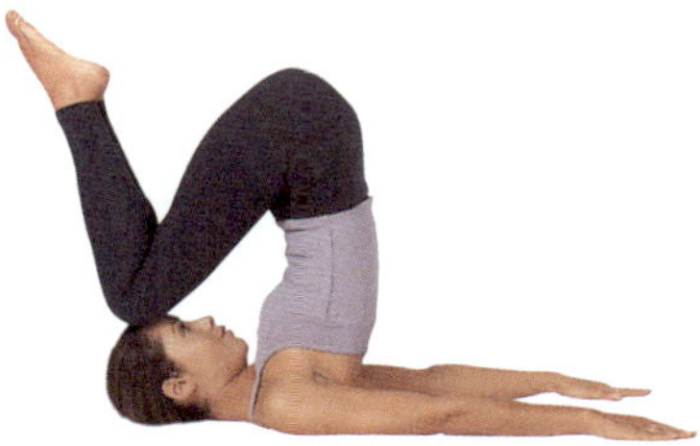

1

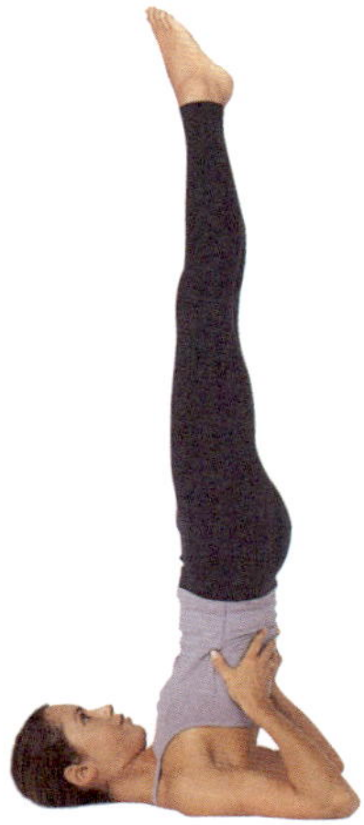

2

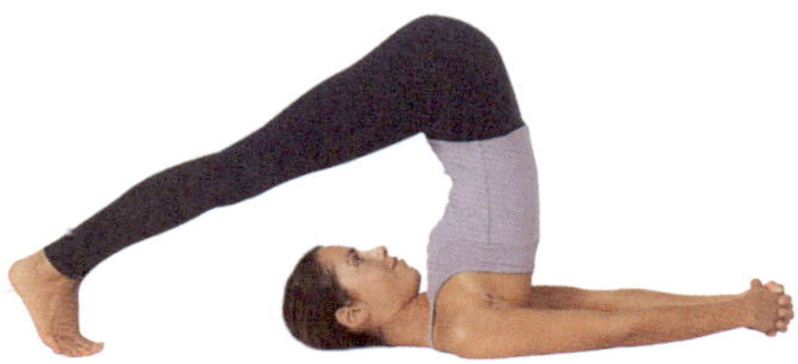

3

# POSTURA DO PEIXE/POSTURA DA PERNA ESTENDIDA

## Matsyasana/Uttanapadasana

1 Deite-se de costas, com as pernas estendidas. Inspirando, coloque as mãos perto das nádegas, dobre os cotovelos e erga a parte de cima do corpo, apoiado nos antebraços.

2 Expirando, dobre-se para trás, levando a cabeça ao chão. Abra o peito, alongue-se pelo abdômen e estique os dedos dos pés. Olhe para o "terceiro olho" e fique na postura por 10 respirações longas.

3 Apoie o peso na cabeça e na parte de baixo do corpo e solte os braços ao expirar, estendendo-os acima do tronco com as palmas das mãos juntas. Com as pernas retas e os pés juntos, levante-os do chão, apontando os dedos para os pés. Olhe para a ponta do nariz e segure por 10 respirações longas. Inspirando, retorne os antebraços ao chão e erga a cabeça. Expirando, abaixe o tronco e as pernas até o solo.

*Esta contrapostura para a postura sobre os ombros alivia a tensão na parte de cima das costas e abre o peito, ombros e pescoço.*

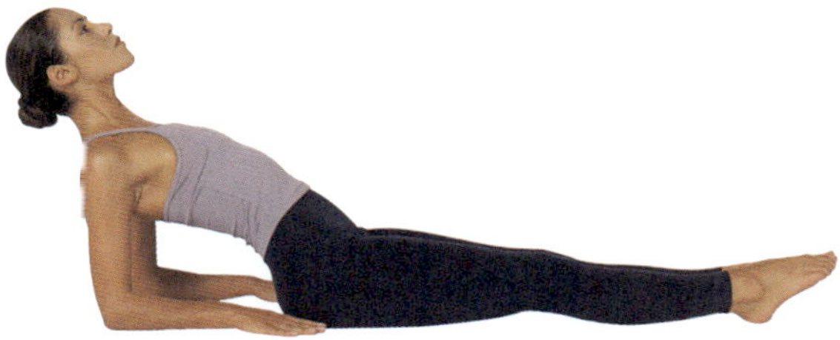

1

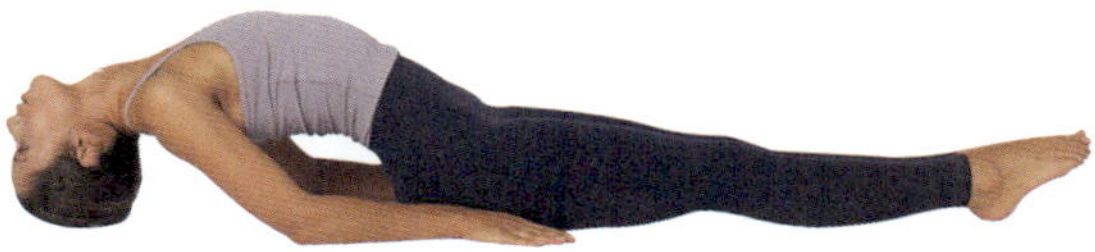

2

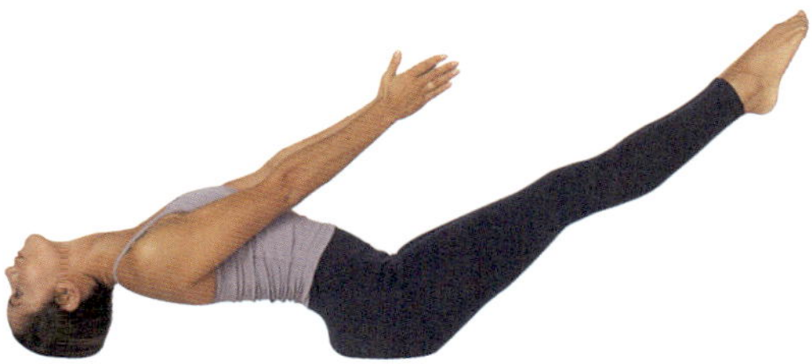

3

## POSTURA SOBRE A CABEÇA
### Shirhsasana

1 Inspirando, ajoelhe-se. Com os antebraços no chão à frente, toque cada cotovelo com a ponta dos dedos da mão oposta. Expirando, sem mexer os cotovelos, gire os antebraços para fora e entrelace os dedos para formar uma base triangular. Coloque o alto da cabeça no chão entre eles. Inspirando, estique as pernas e erga o quadril.

2 Expirando, ande na direção da cabeça. Inspirando, apoie o peso nos braços e ombros e tire os pés do chão, dobrando os joelhos.

3 Se estiver confiante, alongue as pernas ao expirar, estique os dedos dos pés, contraia o abdômen e apoie-se nos antebraços. Olhe para a ponta do nariz e fique assim por 20 respirações longas. Abaixe as pernas até o chão na expiração final.

*Esta importante postura fortalece os braços e os ombros e leva sangue oxigenado ao cérebro.*

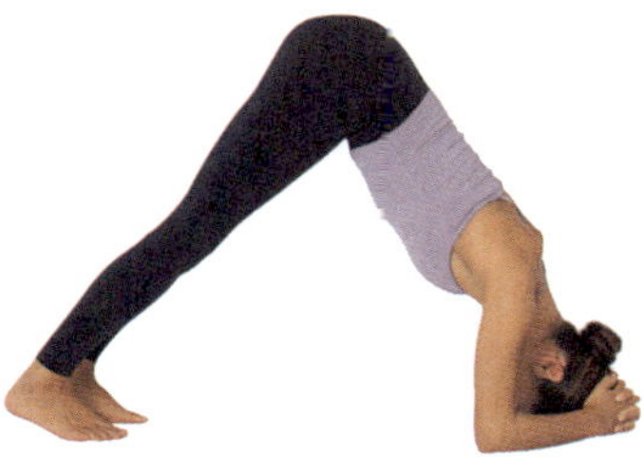

1

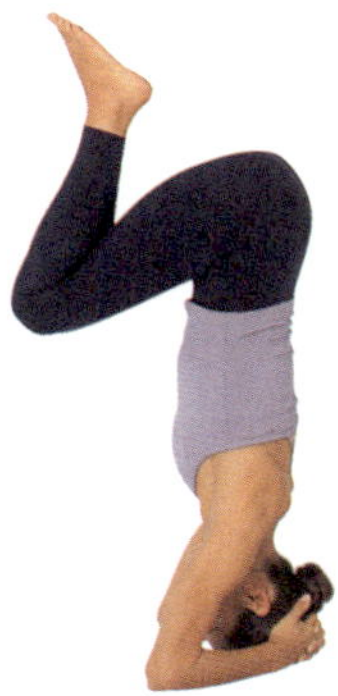

2

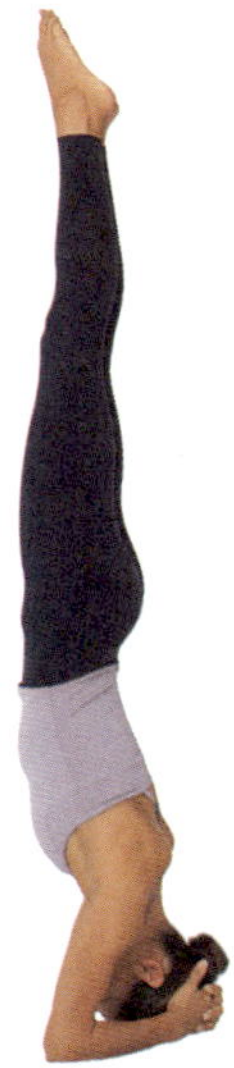

3

## POSTURA DA CRIANÇA
### Balasana

A postura da criança se contrapõe à postura sobre a cabeça e equilibra os efeitos das inversões. É uma posição de repouso clássica da ioga, que se pode adotar em qualquer momento da prática para descansar. Baseada na posição fetal, é extremamente apaziguadora e acolhedora, útil se você estiver enfrentando emoções difíceis – seja na prática de ioga, seja na vida. Comece ajoelhando-se com a coluna reta. Lentamente, sente-se nos calcanhares, mantendo-se ereto. Solte os braços nas laterais e relaxe as mãos. Expirando, dobre-se para a frente a partir do quadril, descanse o peito nas coxas e leve a cabeça ao chão, à frente dos joelhos. Deixe as mãos deslizar para trás, na direção dos pés, descansando os braços no chão. Feche os olhos e, com respiração tranquila, uniforme e relaxada, permaneça assim por pelo menos 10 respirações (ou metade do tempo passado na postura sobre a cabeça, se isso for maior do que 10 respirações).

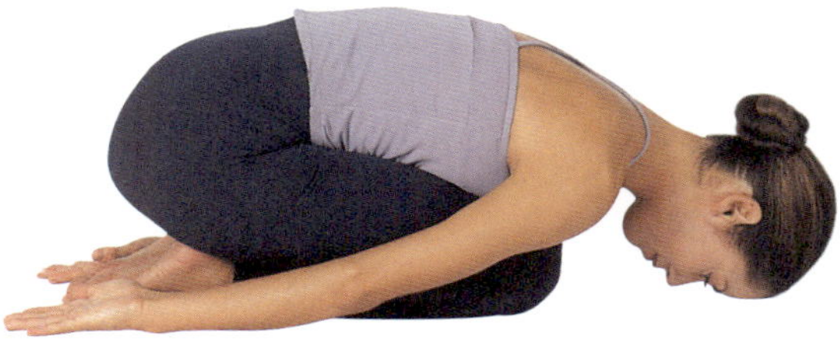

# POSTURA DAS PERNAS CRUZADAS
## Padmasana (modificada)

1 Comece na postura de prontidão sentada. Inspirando, traga um pé e depois o outro na direção da virilha, abrindo os joelhos. Coloque os braços atrás das costas e segure os cotovelos com as mãos. Expirando, dobre-se para a frente na direção do chão. Olhe para o "terceiro olho" e fique assim por 10 respirações longas.

2 Inspirando, sente-se com a coluna ereta. Expirando, ponha as mãos bem atrás do quadril, palmas viradas para baixo com os dedos apontando para a frente. Inspirando, flexione as costas para trás e erga o peito. Gire a cabeça suavemente para trás. Olhe para o "terceiro olho" e segure por até 10 respirações longas.

3 Inspirando, sente-se ereto. Expirando, com os pulsos nos joelhos, junte polegares e indicadores. Contraia o abdômen e alongue o alto da cabeça. Olhe a ponta do nariz e segure por 10 respirações longas. Expire e saia da postura.

*Esta posição melhora a postura, a circulação e a concentração.*

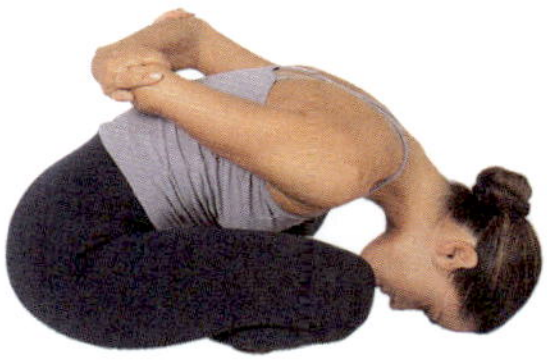

1

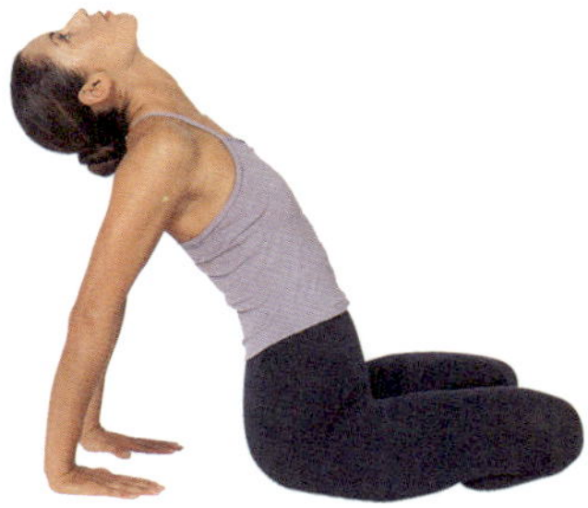

2

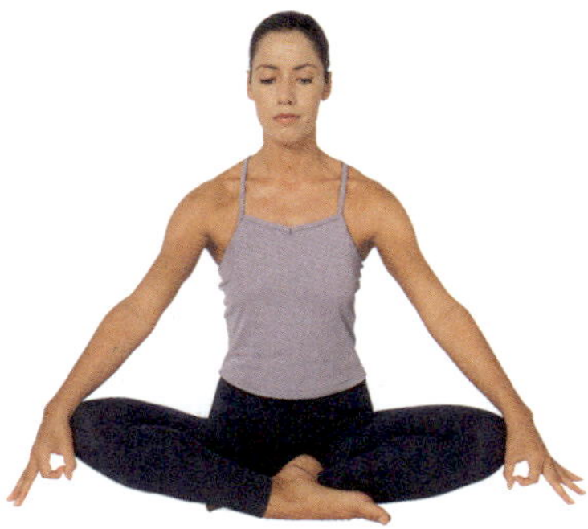

3

# POSTURA DO CADÁVER

## Savasana

Reserve sempre um tempo para praticar esta postura no final da prática. Ela acalma a mente e realinha o corpo, equilibrando os efeitos das diferentes posturas. Expirando, deite-se de costas com os braços ao lado do corpo, pernas estendidas com os pés abertos na largura do quadril. Abra os braços e vire as palmas das mãos para cima, para ajudar o peito a se abrir completamente. Deixe os pés soltos para os lados. Faça os ajustes necessários para o corpo ficar simetricamente alinhado e você se sentir bem à vontade. Volte à respiração normal, feche os olhos e relaxe, sentindo o corpo afundar no chão. Concentre-se nas diferentes partes do corpo, começando nos pés e subindo até a cabeça. Dissolva qualquer tensão que ainda reste. Por fim, centre a mente no corpo, voltando a atenção para o ritmo relaxado da respiração. Fique na posição por pelo menos 5 minutos.

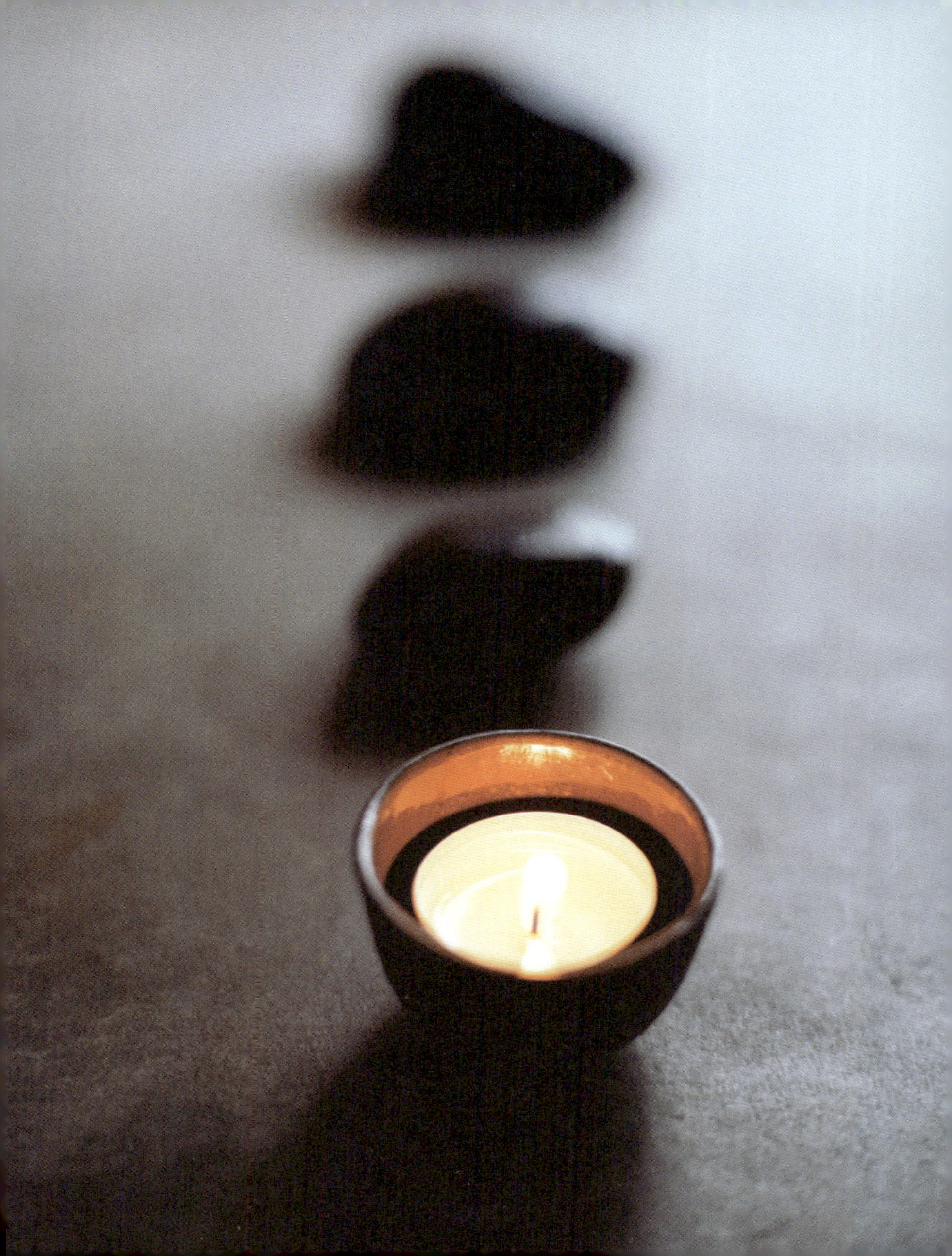

Acima: o firmamento –
o céu, o sol, as estrelas, luas e planetas.
Abaixo: os elementos –
o espaço, o ar, o fogo, a água, a terra.
Destes: o corpo – conteúdo e forma, respiração vital,
fogo digestivo, sangue e água, ossos e carne.
E os sentidos – audição, tato, visão, paladar e olfato.
Na contemplação desses grupos de cinco componentes,
O sábio descobriu que todas as coisas são sagradas.
Pode-se completar o interior com o exterior.

UPANIXADE TAITTIRIYA (SÉCULO 7º A.C.)

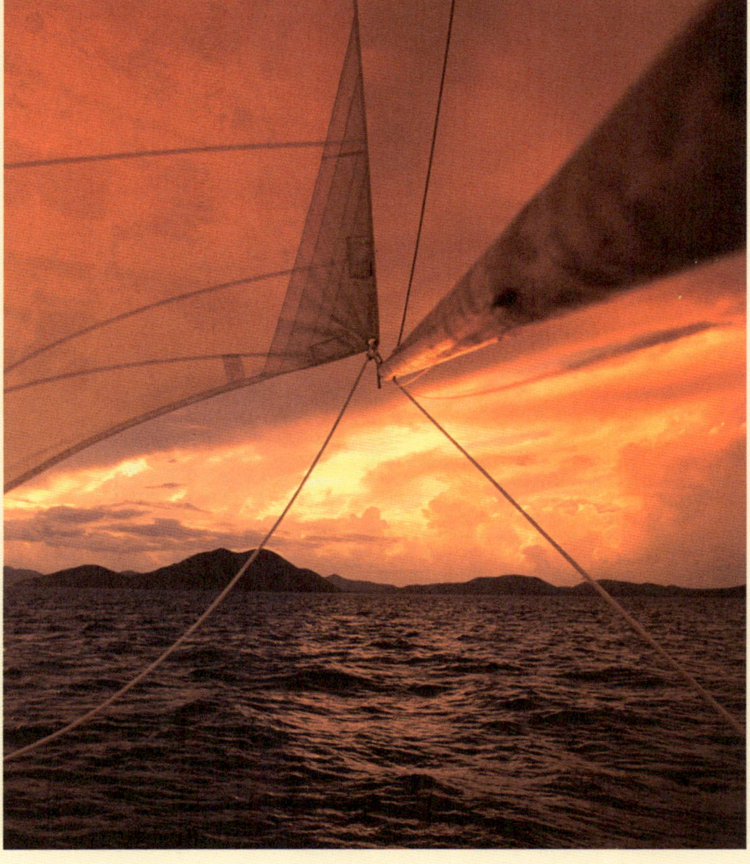

Capítulo 6

# vida ashtanga

O primeiro objetivo da ashtanga ioga (especialmente a série inicial) é cultivar um corpo forte e flexível e uma mente clara e focada pela prática de posturas e técnicas de respiração controlada. Em geral, são esses elementos que atraem os alunos. No entanto, a saúde é apenas um dos aspectos da ioga. A prática dos estágios apresentados nos *Sutras da Ioga* de Patañjali (ver p. 12) é essencial para introduzir a ashtanga em todas as áreas da vida, tanto em casa quanto no trabalho.

Os oito estágios da ioga de Patañjali se dividem em dois grupos: passos exteriores do iama (*yama*, ética), niama (*niyama*, autodisciplina), ássana (*asana*, prática de posturas) e pranaiama (*pranayama*, respiração controlada); e passos interiores do pratiaara (*pratyahara*, recolhimento dos sentidos), daraná (*dharana*, concentração), diana (*dhyana*, meditação) e samádi (*samadhi*, iluminação ou união com o verdadeiro eu).

Neste capítulo, falaremos primeiro nos passos exteriores – práticas e atitudes a adotar em relação a nós mesmos, aos outros e ao ambiente. Isso posto, iniciaremos o caminho meditativo da ioga, o dos passos interiores, que nos levarão à autodescoberta e à transformação espiritual.

## PASSOS EXTERIORES

Os passos exteriores da ioga envolvem esforço físico e treinamento consciente da mente e do corpo na preparação para os passos interiores. Além de ássanas e pranaiama (vistos nos capítulos anteriores), eles consistem em iama e niama, relacionados com atitudes pessoais, sociais e éticas e modos de comportamento.

### **Iama** ética

Iama é o primeiro passo exterior; compreende cinco diretrizes morais para conduzir o relacionamento com os outros e com o ambiente. A primeira diretriz é *ahimsa*, ou não-violência, que requer que adotemos uma atitude de compaixão em relação a todas as coisas vivas. Tradicionalmente, *ahimsa* envolvia a prática do vegetarianismo, mas hoje podemos entendê-lo como uma atitude geral de respeito tanto consigo próprio quanto com o mundo ao redor. Cultive *ahimsa* na prática da ioga – ouça o que o corpo diz e respeite suas limitações: precavenha-se contra a tentação de forçar seu físico em posturas que estão além de suas possibilidades.

O segundo iama é a atitude de *satya*, ou verdade. A honestidade total exige grande coragem, mas é importante lembrar que uma mentira, por menor que seja, arruína nosso senso de confiança – não apenas aos olhos dos outros, mas, ainda mais importante, aos nossos próprios, também.

*Asteya* (não roubar) é o terceiro iama e envolve não pedir mais do que precisamos. Por exemplo, devemos evitar tomar dos outros qualquer coisa, como tempo, energia ou riqueza, a menos que seja dado espontaneamente.

O quarto iama é *brahmacharya*. Na tradição, era interpretado como a prática da castidade. Hoje podemos entendê-lo como um ensinamento mais amplo para exercitar a moderação e o autocontrole em todos os aspectos da vida.

*Aparigraha* é o quinto iama, do desapego e da não-possessividade. O comportamento humano geralmente resiste à mudança pelo apego às coisas, como desejos, pessoas ou posses materiais, na tentativa de gerar segurança. No entanto, esse modo de ser nos impede de viver livremente, de forma vital. Em vez disso, é melhor aceitar as mudanças, enxergando-as como oportunidades de crescimento e aprendizado.

**Niama** autodisciplina

Niama é o segundo passo exterior: compreende cinco princípios que focam a mente na busca interior da iluminação. O primeiro niama é *sauca* (limpeza ou pureza). *Sauca* refere-se não apenas à pureza do corpo, mas também à saúde interna. Para pôr *sauca* em prática, limite a ingestão de toxinas – não somente álcool e fumo, como ainda os aditivos dos alimentos processados, os pesticidas das frutas e os resíduos químicos da água de torneira.

O segundo niama é *santosha* (contentamento). Para alcançá-lo precisamos focar a atenção nas coisas positivas com que somos abençoados no momento presente. Esse sentimento de gratidão leva à sensação automática de abundância, que experimentamos como contentamento. A prática da meditação da página 118 o ajudará a vivenciar esse niama.

O terceiro niama é *tapas* (literalmente, "fogo" ou "calor"). Viver *tapas* é demonstrar entusiasmo e compromisso em tudo o que fazemos – de coisas corriqueiras, como a limpeza da cozinha, a tarefas mais exigentes, como o cumprimento de prazos. Canalizando as energias dessa forma, nós nos tornamos mais eficientes e em consequência, mais felizes.

O quarto niama, *swadhyaya* (autoestudo), implica desenvolver a consciência do eu interior – as necessidades inconscientes que afetam nosso comportamento e as crenças que nos limitam – para que possamos expandir nosso potencial como seres humanos. Para vivenciar esse niama, reflita sobre sua relação com a prática da ioga. Que atitudes você leva para cada postura? É provável que descubra que elas espelham suas atitudes em relação à vida como um todo. Essa conscientização é o primeiro passo para a mudança.

O último dos niamas é *ishwara-pranidhana* (devoção a um ser superior ou fonte de energia). Se você for religioso, pode praticá-lo adorando o deus da fé que escolheu. Caso contrário, simplesmente reflita com reverência e agradeça as maravilhas do mundo que o cerca e o milagre que é a vida.

## CRIAR CONTENTAMENTO

Este exercício de visualização o ajudará a desenvolver *santosha* (contentamento) na vida. Pratique-o de manhã, antes de se levantar: seu humor vai melhorar pelo resto do dia.

1 Sente-se ou deite-se em posição confortável no chão com as costas retas. De olhos semicerrados, suavize o olhar.

2 Pense na palavra "contentamento". O que ela significa para você? Como se manifesta em você – nas suas inspirações e sentimentos?

3 Recorde alguma ocasião em que sentiu contentamento: brincando com um cachorro, apreciando o sol da primavera ou convivendo com as pessoas que ama. Imagine-se nesse momento agora, permitindo que os sentimentos de contentamento tomem conta de você, enchendo sua mente e permeando seu corpo.

4 Deixe que as lembranças se desfaçam, mas mantenha a sensação de contentamento que criou. Quando se sentir pronto, volte a consciência para o presente.

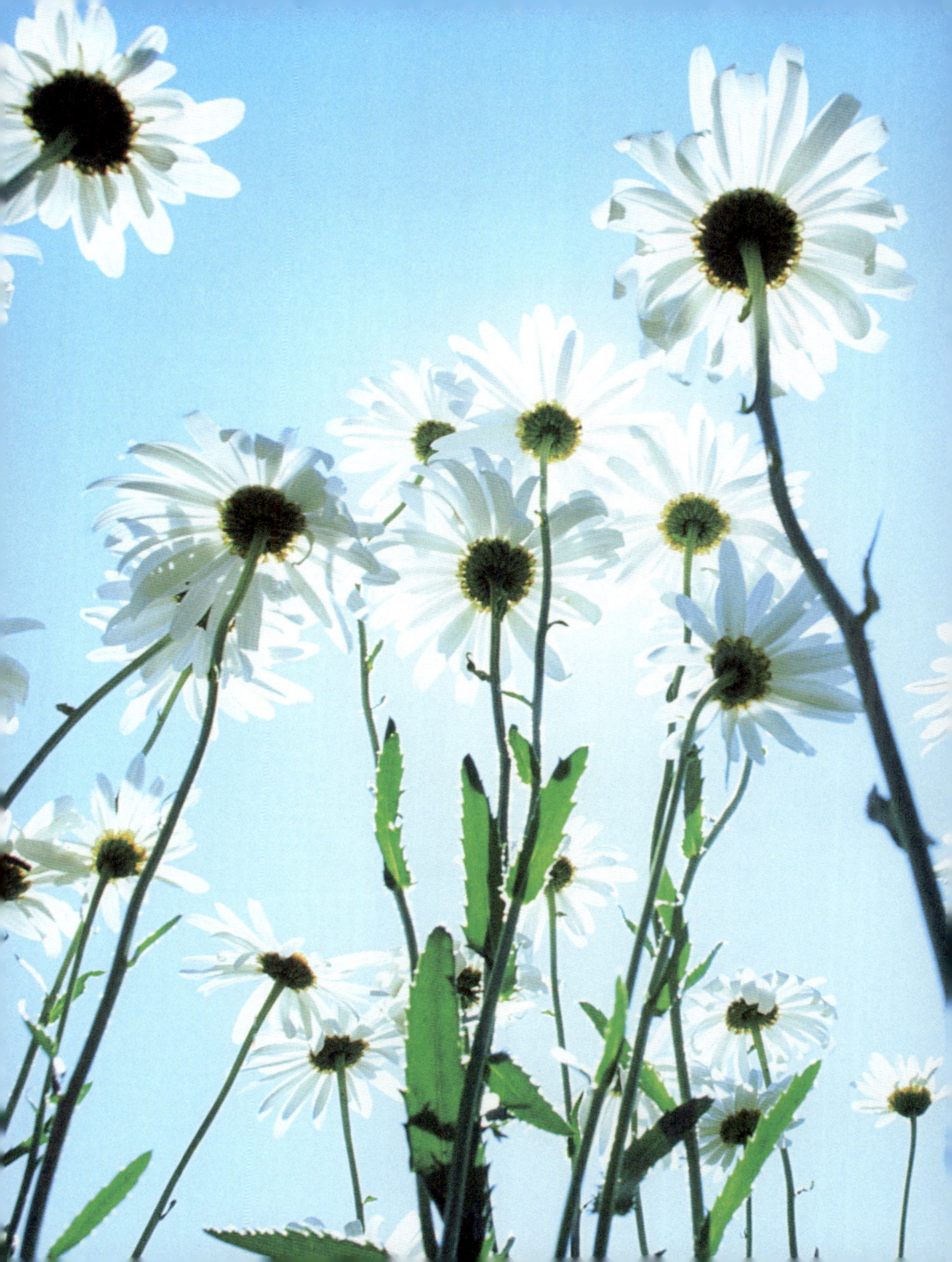

## PASSOS INTERIORES

Conquistado o controle da mente e do corpo com a prática dos passos exteriores da ioga, estamos prontos para desenvolver os passos interiores: pratiaara, daraná, diana e samádi representam os quatro estágios da jornada interior rumo à iluminação espiritual – a descoberta de um ponto de quietude dentro do eu e de união com a consciência universal.

**Pratiaara** controle dos sentidos

Pratiaara é o primeiro passo no caminho da meditação, ao desviar a atenção do mundo exterior, conhecido pelos sentidos, para o mundo interior. Na ashtanga ioga, os *drishtis* (pontos de observação; ver p. 27) nos ajudam a desenvolver este passo: quando nos concentramos em pontos fixos, limitamos o que podemos ver ao nosso redor.

**Daraná** concentração

Quando conseguimos nos concentrar inteiramente no eu interior, sem nos deixar distrair por pensamentos, emoções ou atividades dos outros, alcançamos daraná. A prática da meditação simples da página 123 é útil neste passo.

**Diana** meditação

Diana descreve o estado de meditação profunda em que perdemos o sentido de separação entre ser e fazer. Ao praticar os vinyasas da ashtanga, por exemplo, alcançamos diana quando ficamos tão absorvidos na prática que vivenciamos o eu, o movimento e a respiração como um só.

**Samádi** união com o verdadeiro eu

Traduzido literalmente do sânscrito, significa "paz que ultrapassa todo entendimento". Samádi é o estado meditativo mais elevado – o ponto de "ioga" ou "união" em que se alcança a iluminação espiritual. Nele, qualquer sensação remanescente de um eu separado se dissolve inteiramente à medida que o iogue experimenta a unidade: a sensação completa de conexão com o universo e tudo o que ele contém.

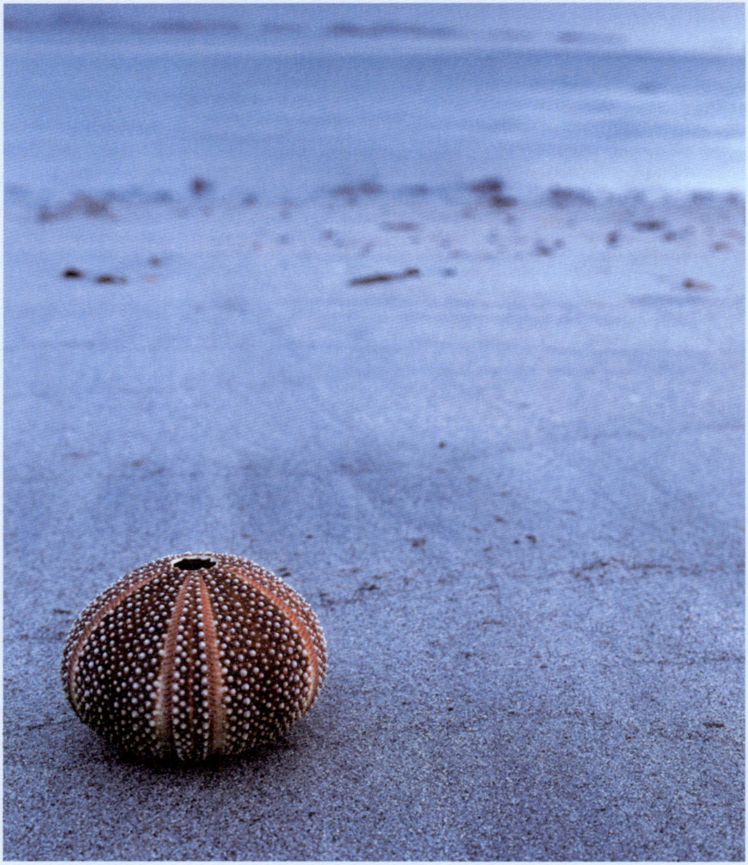

## DESENVOLVER DARANÁ

Pratique este exercício simples de meditação ao fim da sessão de ioga – ele ajudará você a desenvolver a concentração de daraná, libertando a mente das distrações e dirigindo a atenção para dentro. Estruture a prática da meditação lentamente. Comece com 10 minutos e aumente a duração ao se sentir preparado.

1 Sente-se confortavelmente no chão ou em uma cadeira, de costas retas e olhos fechados.
2 Concentre os sentidos na ação física da respiração: ouça os sons rítmicos de cada inspiração e de cada expiração; sinta o ar na pele ao entrar e sair das narinas; note a expansão e a contração suaves da cavidade do peito; visualize cada respiração ao fluir para dentro e para fora dos pulmões.
3 Caso se deixe distrair por pensamentos, não se sinta frustrado. Apenas observe cada idéia que passa por sua cabeça. Depois, concentre-se de novo na respiração.

Quando vivemos a vida com paixão,
empreendemos uma cruzada pelo coração:
ousamos ter sonhos e esperanças,
sem temer o fracasso, somos inspirados
por grandes propósitos,
nossos pensamentos não têm limites e
nossa mente se abre para abraçar
um mundo de possibilidades ilimitadas;
talentos e habilidades ocultas despertam diante
do desafio e do entusiasmo; e descobrimos
que somos maiores do que
jamais imaginamos que pudéssemos ser.

PATAÑJALI

SUTRAS DA IOGA (C.200 A.C.-C. 200 D.C.)

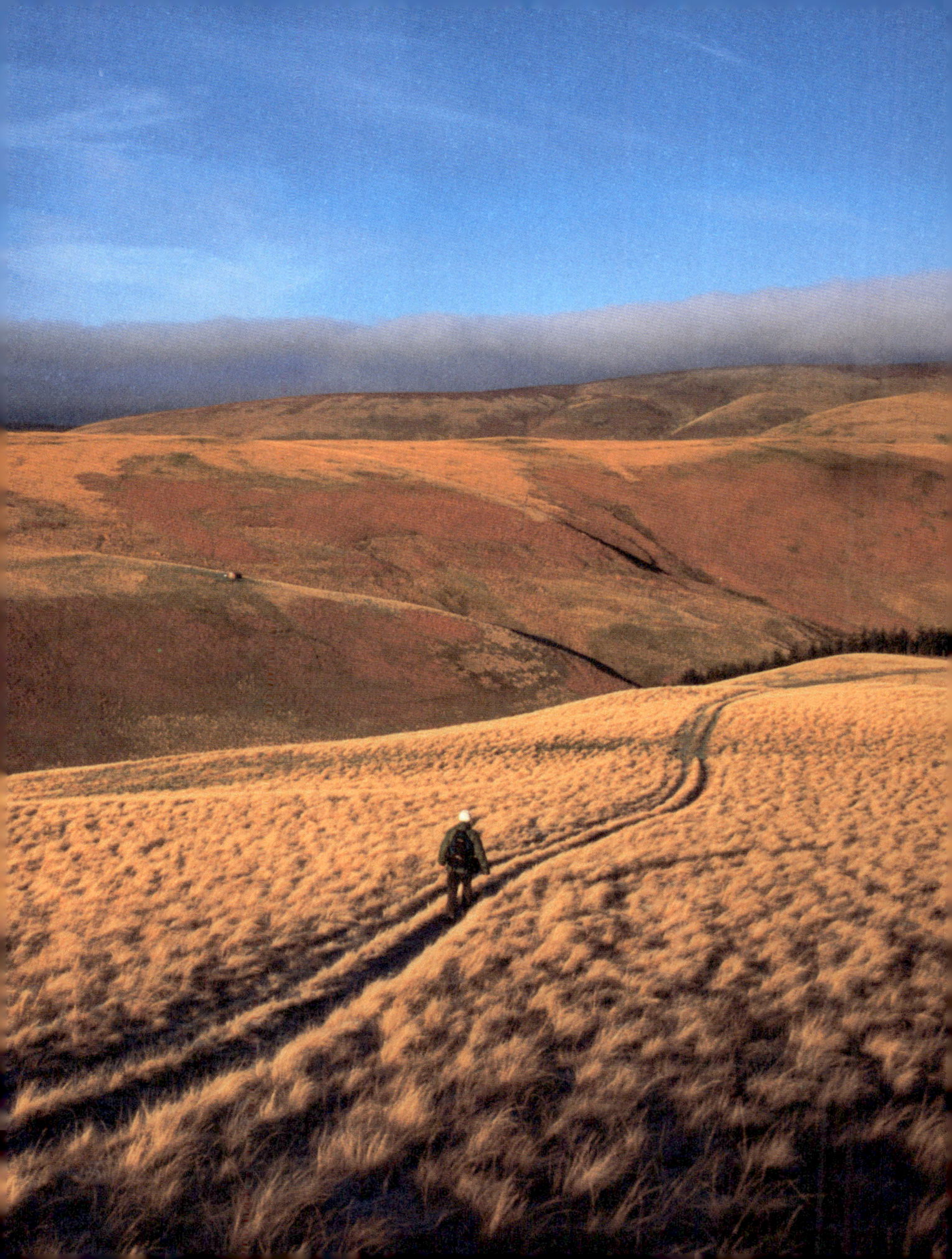

# ÍNDICE

# CRÉDITOS DAS FOTOS E AGRADECIMENTOS

Créditos das fotos

Os editores agradecem às seguintes pessoas, museus e bibliotecas pela permissão para reproduzir seu material. Foram tomados todos os cuidados para localizar os proprietários dos direitos autorais. No entanto, caso tenha havido qualquer omissão, pedimos desculpas e, se formos informados, faremos as correções nas futuras edições.

**Página 13** Makoto Saito/Photonica; **26** Mieko Kanasachi /Photonica; **33** Getty/Image Bank; **37** Yukari Ochiai/Photonica; **49** Steve Bloom Images; **73** Getty/Stone; **95** Getty/Stone; **109** Getty/Stone; **111** Getty/Image Bank; **119** Getty/Image Bank; **122** Getty/Image Bank; **123** Getty/Stone; **CAPA** Solus-Veer/Corbis/Latin Stock

Agradecimentos do autor

Dedico este livro a todos os professores que cruzaram meu caminho até aqui, especialmente meus primeiros mestres: Francis, minha mãe; William, meu pai; Michael e Sarah, minha família. Kate – obrigado por seu coração, sua gentileza e sua fé inabalável e por seu apoio no caminho da ioga. Sarah e Nigel – obrigado pelos milhões de sorrisos e por estarem por perto. Lois – você me ensinou tanto, como poderei agradecer o bastante? Não tenho palavras... Ross e a classe de 88, foi uma época muito boa. Por momentos preciosos e lições especiais agradeço, sem uma ordem em especial, a: Wendy, Ambro, Lino, Louly, Catherine, Nick e Helena, Barty, Angela, Russ e Caron, Noonie e Jiggster, para citar alguns. A todos os meus alunos: vocês continuam a ser meus professores e minha inspiração. Eu os encontrarei na esteira qualquer hora dessas.

Amor e abraços, que a paz e a luz estejam com todos vocês, sempre.

OM Shanti Namaste

Anton x

Agradecimentos dos editores

Modelo: Kate Moore

Maquiagem: Tinks Reding